Wunschkaiserschnitt

Zu diesem Buch

Wunschkaiserschnitt – Ja oder Nein?

Immer öfter schwebt dieser Gedankengang in den Köpfen schwangerer Frauen, doch nur schwer finden sich passende Lösungsansätze für solch eine wichtige Frage. Das vorliegende Buch versteht sich als Hilfestellung bei dieser Frage und möchte Sie auf Ihrem Weg der Entscheidungsfindung begleiten. Verschiedene Perspektiven werden untersucht und genauestens beleuchtet, denn nur so sind eine ganzheitliche Sicht auf die Fragestellung und letztlich auch eine Entscheidung möglich. Nehmen Sie sich dafür so viel Zeit, wie Sie brauchen.

Für medizinische Fachkräfte kann das vorliegende Buch bei der Konfrontation mit dieser recht sensiblen Frage hilfreich sein, um die Hintergründe besser verstehen und somit individueller und gezielter beraten zu können.

Nancy Bujara - im April 1984 in Leipzig geboren, dabei nur knapp einem Aprilscherz entgangen, ausgebildete Ergotherapeutin, spezialisiert auf den Bereich Lernstörungen, von klein auf leidenschaftliche Autorin und seit 2008 Mitglied im Bundesverband junger Autoren und Autorinnen e.V., lebt heute gemeinsam mit ihrem Freund und dem gemeinsamen Sohn im Süden Leipzigs. Seit der Geburt ihres Sohnes, per geplantem Kaiserschnitt, im März 2010, gilt ihre ganze Aufmerksamkeit ihrer Familie und dem ungebrochenem Interesse für das Lesen und Schreiben von Büchern.

Nancy Bujara

Wunschkaiserschnitt

Für eine selbstbestimmte Entscheidung

Die Deutsche Nationalbibliothek verzeichnet diese Publikation in der Deutschen Nationalbibliografie. Detaillierte bibliografische Daten sind im Internet über http://dnb.d-nb.de abrufbar.

Das Kapitel ‚Erfahrungsberichte' beruht auf Tatsachen. Zum Schutz der Persönlichkeitsrechte wurden alle Namen entweder geändert oder entfernt.

ISBN 978-3-8423-6705-0

Erste Auflage

Herstellung und Verlag: Books on Demand GmbH, Norderstedt

Illustration des Buchcovers: Gabriela Wendt

Printed in Germany

www.nancybujara.de • mail@nancybujara.de

FSC www.fsc.org
MIX
Papier aus verantwortungsvollen Quellen
Paper from responsible sources
FSC® C105338

Inhaltsverzeichnis

Einleitung

„Wunderschön, aufregend, entspannt, schnell und unkompliziert" - mit diesen Worten beschreibt ein Großteil, der von mir befragten Mütter, ihren eigenen Kaiserschnitt. Doch spiegeln diese Aussagen kaum das Bild des Kaiserschnittes im Allgemeinen wider, wo dieser doch allzu oft für Not, Lebensgefahr und nicht zuletzt leider auch als Sinnbild für das Versagen zahlreicher Mütter steht.

Für die meisten schwangeren Frauen steht bereits schon einige Zeit vor der eigentlichen Kinderplanung fest, wie sie entbinden möchten. Eine natürliche Geburt im Kreißsaal oder im heimischen Wohnzimmer, mit einer liebevollen Hebamme an ihrer Seite, ohne größere Eingriffe von außen, dürfte bei den Meisten wohl ganz oben auf dem Wunschzettel stehen. Doch nicht jede Frau teilt dieses starke Bedürfnis nach einer innigen Spontangeburt.

Im Laufe der Zeit wurde der Ruf nach mehr Selbstbestimmtheit bei der Geburt immer lauter. Nach und nach etablierte sich dabei auch der Begriff des Wunschkaiserschnittes in den Köpfen der Frauen. War bislang der Kaiserschnitt die letzte Chance das Leben von Mutter und Kind zu retten oder bei Komplikationen, Krankheit oder anderen Umständen, die eine natürliche Geburt unmöglich machen würden, bereits im Voraus einen Eingriff zu planen, so hat sich das Bild des Kaiserschnittes im Laufe der Zeit gewandelt. Heute steht der Kaiserschnitt für eine weitere, frei wählbare Option sein Kind zur Welt zu bringen. Mit dem Moment, in dem die eigene Schwangerschaft beginnt, lassen sich die eigenen, bisher gemachten Erfahrungen nur schwer ausblenden und das Grübeln über den eigenen Geburtsverlauf beginnt. Wird es meinem Kind gut gehen? Was passiert, wenn ein Dammschnitt nötig wird? Wie weitreichend wird sich mein Körper durch Schwangerschaft und Geburt verändern? Welche Geburtsform birgt mehr Risiken für mich und mein Kind?

Zahlreiche Foren und Communitys im Internet bieten Raum für einen regen Austausch Schwangerer und Mütter. Doch oft gehen etwas unbequeme Fragen oder Themen schnell in hitzige Auseinandersetzungen über und ein wirklicher Erfahrungsaustausch ist dann oftmals nur noch sehr selten möglich.

Dieses Buch möchte Ihnen eine Möglichkeit in die Hand geben, sich vorurteilsfrei und in aller Ruhe zum Thema Wunschkaiserschnitt informieren zu können. Die Darstellung möglicher Risiken, das Gegenüberstellen von Pro und Kontra, die Auseinandersetzung mit den eigenen Emotionen und die Erfahrungen anderer Mütter, bilden zusammengenommen eine solide Grundlage, auf der es für Sie möglich sein sollte, Ihrer persönlichen Wunschgeburt immer näher zu kommen. Ziel des Buches ist hierbei jedoch nicht die Aussage: „Entscheiden Sie sich für einen Kaiserschnitt!" sondern: „Entscheiden Sie sich für den Weg, den Sie wirklich gehen möchten!"

Während meines eigenen Kaiserschnittes habe ich erfahren dürfen, dass ein wundervolles Geburtserlebnis nicht nur Frauen in einem Kreißsaal vorbehalten ist. Ich bin jedoch weder für, noch gegen einen bestimmten Geburtsmodus, da ich daran glaube, dass man genau dann eine wunderschöne Geburt erlebt, wenn man mit ganzem Herzen dabei ist und sich wohl und rundum gut aufgehoben fühlt.

Ich hoffe, dass Ihnen das vorliegende Buch ein guter Begleiter für Ihren Entscheidungsweg sein wird und wünsche Ihnen eine wundervolle Schwangerschaft, ein unvergessliches Geburtserlebnis und natürlich eine unendlich glückliche Zeit als Mutter.

Nancy Bujara

Pro und Kontra

Die Vor- und Nachteile der einzelnen Geburtsformen individuell abwägen

In vielen alltäglichen Situationen kann es hilfreich sein, die eigene Entscheidungsfindung mit einer Pro- und Kontraliste zu unterstützen. Die einzelnen Vor- und Nachteile gegeneinander abzuwägen, stellt sich oft als geeignetes Hilfsmittel heraus, wenn es darum geht, eine wichtige Entscheidung zu treffen.

Bei der Abwägung von Pro und Kontra der einzelnen Geburtsformen ist es äußerst wichtig zu bedenken, dass es dabei kein Richtig oder Falsch gibt. Viele Frauen versuchen mit allen Mitteln herauszufinden, welcher Geburtsmodus der einzig Richtige ist, vergessen dabei aber, dass er nicht richtig für alle Anderen, sondern nur richtig für sie selbst und ihr Kind sein muss. Jede der beiden Geburtsformen birgt Risiken und Komplikationen, beide haben aber ebenso ihre klaren Vorteile.

Im Folgenden erhalten Sie eine Übersicht über die klassischen Vor- und Nachteile beider Geburtsformen. Um nicht von vornherein Rückschlüsse ziehen zu können, ist die Anzahl der jeweiligen Vor- und Nachteile genau gleich, die Auflistung ist allerdings nur exemplarisch und neben den genannten Aspekten, kann es noch weitere darüber hinaus geben. Besonders zu berücksichtigen ist dabei die Tatsache, dass alle Angaben stets nur ‚Kann-Angaben' sind, getreu dem Motto ‚Alles kann, nichts muss'. Bei welcher Geburt was passiert und was nicht, lässt sich vorab kaum sagen, aber die Liste gibt Ihnen einen Überblick über die typischen Vor- wie auch Nachteile beider Geburtsformen.

Überlegen Sie genau, welchen Punkten Sie zustimmen, welche Sie ablehnen, was zu Ihren Wünschen passt oder welche Sie vielleicht gar nicht besonders interessieren. Nutzen Sie die Angaben als Hilfestellung für Ihre ganz persönliche, eigens auf Sie zugeschnittene, Liste und erhalten Sie so nach und nach eine erste Tendenz, in welche Richtung Ihre Überlegungen führen.

Die Spontangeburt

Vorteile

Alternative Geburtsformen, -orte, und -hilfen können genutzt werden
Biologische Bestimmung
Das Gefühl selbst an der Geburt beteiligt zu sein
Im Normalfall ist man schneller wieder fit und mobil
In aller Regel Schmerzfreiheit nach Geburt
Intensiveres, aktives Geburtserlebnis
Natürlichkeit
Positive Wahrnehmung im sozialen Umfeld
Schmerzstillende Mittel, wie PDA, Akupunktur oder Bäder
Subjektiv, stärkere Bindung zum Kind

Nachteile

Auch eine Spontangeburt kann negativ erlebt werden
Beckenbodenschädigungen
Dammrisse und -schnitte
Eigenwillige Ärzte und Hebammen, die über Ihre Geburt bestimmen
Einsatz der Saugglocke oder der Geburtszange
Gefühl des Ausgeliefertseins im Kreißsaal
Nabelschnurvorfälle, Sauerstoffmangel, abfallende Herztöne
Narben im Intimbereich
Risiko eines Notkaiserschnittes - Nachteile der Sectio kommen hinzu
Stuhl- und Harninkontinenz
Stunden- oder tagelange Wehenschmerzen
Verändertes, teils schmerzhaftes Sexualerleben

Der Kaiserschnitt

Vorteile

Anwesenheit des Partners ist genauer planbar
Das Neugeborene ist schneller auf der Welt
Den eigenen Körper schützen und schonen
Geburtstermin festlegen
Gefühl der Sicherheit für das Kind
Geringerer Wochenfluss
Planbarkeit
Schmerzfreiheit unter der Geburt
Schonender Geburtsvorgang für das Kind
Schonung der Beckenbodenmuskulatur

Nachteile

Anpassungsstörungen, Atemnotsyndrome, kleine Schnittwunden
Das Gefühl etwas zu verpassen / fehlendes, vaginales Geburtserlebnis
Eingeschränkte Selbständigkeit nach der Geburt
Gefühl der Passivität (das Baby „aus seiner Höhle" holen)
Große Operation mit vielen Risiken
Längere Schonungsphase im Wochenbett
Leichte bis übermäßig starke Wundschmerzen
Narbe am Bauch, mit teils irreversiblen Taubheitsgefühlen
Negative Auswirkungen auf weitere Schwangerschaften
Negative Wahrnehmung im sozialen Umfeld
Risiko einer Vollnarkose / Verpassen der ersten Lebensmomente
Stillen kann durch die Bewegungseinschränkungen erschwert sein

Wie Sie der Liste entnehmen können, bergen beide Geburtsformen gleichermaßen ihre Vor- und Nachteile. Wägen Sie nun sorgfältig ab, mit welchen Nachteilen Sie leben könnten und welche Vorteile für Sie besonders hervorstechen. Nach und nach ergibt sich so eine Liste mit Ihren eigenen Pro- und Kontravorstellungen.

In Bezug auf das Thema Geburt werden folgende Aspekte besonders subjektiv wahrgenommen und sollten daher im Einzelnen betrachtet werden:

- Angst um sich selbst und um das Wohl des Kindes
- Entwicklung von Muttergefühlen – Bindung zum Kind
- Mit dem ganzen Körper spüren und erleben, wie das eigene Kind geboren wird – Intensität dieses Bedürfnisses

Welche Rolle spielen diese Punkte in Ihren Überlegungen und mit welchem Geburtsmodus können Sie diese am ehesten verwirklichen? Unter der Geburt werden diese emotionalen Lagen besonders stark empfunden und sind daher sehr wichtig, wenn es darum geht, sich für einen bestimmten Geburtsmodus zu entscheiden.

Um einen besonders aussagekräftigen Vergleich zu erhalten, empfehle ich Ihnen, sowohl vor dem Lesen der weiteren Kapitel als auch im Anschluss daran, eine separate Liste anzufertigen. So lässt sich besser nachverfolgen, inwieweit sich bestimmte Gedankengänge verschoben oder Ihre Ansichten sich verändert haben. Wie betrachten Sie bestimmte Aspekte nach dem Lesen des Buches? Was hat sich verändert? Ist Ihre anfängliche Tendenz, die Sie noch beim Kauf des Buches hatten, gleich geblieben? Vergleichen Sie selbst!

Risikofaktoren

Mögliche Risiken und Folgeschäden beider Geburtsformen

Kaiserschnitt

<u>Risiken für die Mutter</u>

- Verletzungen oder Schädigungen von Nachbarorganen oder benachbarten Strukturen *(Harnblase, Harnleiter, Darm, Nerven, größere Blutgefäße)*

- Wundheilungsstörungen, Infektionen *(Gebärmutter, Bauchdecke)* Darmlähmung, Darmverschluss und Verwachsungen im Bauchraum, Eileiterverschluss

- Harnblasenentzündungen durch den Blasenkatheter, Lagerungs-, Haut- und Gewebeschäden, Nervenschädigungen

- Gestörte Narbenheilung, Narbenbrüche *(Wenn die Wundnähte, vor allem die Außennaht, schlecht verheilen, können sich schmerzende und ästhetisch störende Narben bilden. Bei einigen Frauen macht sich die Narbe später zum Beispiel bei Wetterumschwüngen bemerkbar)*

- Taubheitsgefühle der Haut im Bereich der Operationsnarbe

- Vorübergehende Schwellungen, Juckreiz, Niesen, Hautausschlag, Schwindel oder Erbrechen *(besonders bei Allergien oder Überempfindlichkeiten)*

- Herz-Kreislauf-Probleme *(insbesondere bei einer Vollnarkose)*

- Thromboserisiko *(Nach dem Eingriff wird daher sehr darauf geachtet, dass die Patientin schnell wieder mobil wird)*

- Wundschmerzen nach der Entbindung *(diese können sich individuell unterschiedlich über Tage oder einige Wochen hinziehen und die Bewegungsfähigkeit mehr oder minder stark einschränken)*

- Seelische Traumata bis hin zu Depressionen *(diese treten häufiger bei ungewollten Kaiserschnitten auf, da den Müttern das natürliche Geburtserlebnis fehlt und sie von dem Eingriff oft überrumpelt werden)*

<u>Auswirkungen auf spätere Schwangerschaften und Geburten</u>

- Bei einer erneuten Schwangerschaft besteht das Risiko, dass die frühere Narbe bei einer Spontangeburt oder bereits durch frühere Übungs- oder Senkwehen aufzureißen droht und dadurch ein vorzeitiger Kaiserschnitt notwendig wird.

- Erhöhtes Risiko einer Plazenta praevia *(Hierbei handelt es sich um eine Fehllage des Mutterkuchens, welcher den Geburtsweg versperrt)*

- Uterusruptur *(die Gebärmutter kann während einer späteren, natürlichen Geburt reißen)*

Bei dicht aufeinanderfolgenden Schwangerschaften ist das Komplikationsrisiko höher und oftmals wird dadurch erneut ein Kaiserschnitt notwendig. Strebt eine Frau nach einem Kaiserschnitt eine Spontangeburt an, sollte sie mindestens zwei Jahre mit einer erneuten Schwangerschaft warten. Dadurch erhöhen sich ihre Chancen auf natürlichem Wege entbinden zu können.

Risiken für das Kind

- Atemwegsprobleme *(diese sind seltener, je näher der Kaiserschnitt am eigentlichen Entbindungstermin liegt; als optimal gelten die 39. und 40. Schwangerschaftswoche)*

- Kinder, deren Mütter eine Vollnarkose bekommen haben, reagieren gelegentlich mit Schläfrigkeit oder einem verzögerten Atmungsbeginn

- Kleine Schürf- oder Schnittwunden *(diese heilen aber in den meisten Fällen von selbst ab)*

Neugeborene, die per Kaiserschnitt geboren werden, benötigen häufiger eine medizinische Behandlung. Dies liegt normalerweise nicht an der Operation selbst, sondern an den medizinischen Gründen, die sie nötig gemacht haben – wie zum Beispiel eine Ablösung der Plazenta oder ein drohender Sauerstoffmangel.

Stillen ist nach einem Kaiserschnitt genauso möglich wie nach einer Spontangeburt, allerdings kann es vorkommen, dass man durch die Wundschmerzen in seiner Bewegungsfähigkeit eingeschränkter ist und, besonders am Anfang, beim Anlegen Hilfe des Pflegepersonals benötigt.

Häufige Komplikationen bei einer Spontangeburt

Risiken für die Mutter

- Dammschnitt / -riss *(häufigste Geburtsverletzung der Mutter)*
- Beckenbodenschädigungen
- Schmerzen beim Geschlechtsverkehr *(dies kann auch nach einer Sectio auftreten, wenn es auch um einiges seltener vorkommt)*
- Harn- und Stuhlinkontinenz
- Hoher Blutverlust bis hin zu Lebensgefahr für Mutter und Kind, durch eine frühzeitige Ablösung der Plazenta unter der Geburt

Risiken für das Kind

- Nabelschnurkomplikationen
- Geburtsverletzungen *(Zerrungen, Brüche, o.ä.)*
- Sauerstoffmangel unter der Geburt *(dieser kann, je nach Dauer, zu unterschiedlichen Schäden führen, wie z.B.: Lernstörungen oder im schlimmsten Fall zu schweren Behinderungen)*
- Schwache, abfallende Herztöne
- Mekoniumsaspiration *(Durch den Geburtsstress scheiden manche Babys Darminhalt, auch Mekonium oder Kindspech genannt, ins Fruchtwasser aus. Wenn anschließend das Mekonium in die Lunge gelangt, kann es zu schweren Atmungsproblemen des Neugeborenen kommen)*

Fragenkatalog

Häufige Fragen rund um den Kaiserschnitt

Wann wäre ein guter Zeitpunkt, meinen Wunsch nach einer Kaiserschnittentbindung zu äußern?

Auch wenn Sie bereits eine Entscheidung getroffen haben, ist es nicht erforderlich schon früh Ihren Wunsch anzusprechen. Oftmals empfehlen Frauenärzte, sich mit dieser Entscheidung Zeit zu lassen und verweisen Sie auf die noch restliche Dauer Ihrer Schwangerschaft. Mit Beginn der 30. Woche können Sie jedoch getrost allen Mut zusammennehmen und Ihren Arzt auf einen Kaiserschnitt ansprechen.

Wie genau soll ich meinen Wunsch formulieren?

Klären Sie Ihren Arzt darüber auf, dass Sie bereits lang und intensiv über die Geburt nachgedacht und für sich beschlossen haben, lieber einen Kaiserschnitt vornehmen zu lassen. Ich empfehle das Wort *‚Wunschkaiserschnitt'* in dem Gespräch zu meiden, sondern lieber direkt von einem Kaiserschnitt zu sprechen, da allein das Wort bei vielen Ärzten negative Assoziationen hervorruft. Beschreiben Sie Ihrem Arzt, warum Sie für sich so entschieden haben und machen Sie deutlich, wie entschlossen Sie sind.

Kann sich mein Gynäkologe gegen einen Kaiserschnitt aussprechen?

Wünschenswert wäre es natürlich, wenn Ihr Arzt Ihnen zuhören und Rücksicht auf Ihre Ängste und Wünsche nehmen würde. Sie können aber auch direkt im Krankenhaus Ihrer Wahl den Ablauf für einen Kaiserschnitt auf Wunsch besprechen. Bedenken Sie immer, auch wenn ein Wunschkaiserschnitt zuerst abgelehnt wird, letztlich entscheiden immer nur Sie, wie Sie entbinden möchten!

Wie lang dauert eine Kaiserschnittentbindung?

Alles in Allem dauert ein Kaiserschnitt circa 40-60 Minuten.

Wer entscheidet darüber, ob ich per Kaiserschnitt entbinden darf?
Nur Sie selbst! Niemand kann Sie zwingen, spontan zu entbinden. Ihr behandelnder Arzt, im Regelfall Ihr Gynäkologe, sollte Sie über die unterschiedlichen Geburtsformen aufklären und Ihren Wunsch respektieren. Geben Sie sich jedoch selbst genug Zeit, um für sich die richtige Entscheidung zu treffen.

Benötige ich eine Überweisung für das Geburtsplanungsgespräch in der Klinik und was genau wird bei dem Termin gemacht?
Die Überweisung bekommen Sie in der Regel einige Wochen vor dem geplanten Geburtstermin von Ihrem Gynäkologen. Liegt bereits eine Indikation für einen Kaiserschnitt vor, wird der Arzt darauf eingehen. Er sollte Sie über mögliche Risiken und den Ablauf der OP aufklären, bei Bedarf wird ein Ultraschall gemacht, selten eine vaginale Untersuchung, zudem wird ein Termin für die OP festgelegt. Möchten Sie einen Wunschkaiserschnitt, können Sie an dieser Stelle den Arzt darauf ansprechen. Sollte sich im Gespräch ergeben, dass dieser in Ihrer Klinik kategorisch abgelehnt wird und Ihr Arzt sich weigert, wäre es ratsam eine andere Klinik aufzusuchen. Bedenken Sie immer, dass Sie sich niemals zu etwas genötigt fühlen sollten und je entschiedener Sie vorgehen, desto eher werden Sie ernst genommen und Ihre Wünsche akzeptiert.

Welche Kliniken führen einen Kaiserschnitt auf Wunsch durch?
Das ist sehr unterschiedlich. Manche Kliniken sind auf die verschiedenen Formen einer natürlichen Geburt spezialisiert und lehnen einen Kaiserschnitt auf Wunsch kategorisch ab, andere hingegen sind dafür offen. Hierfür kann man sich bei anderen Müttern umhören oder sich gezielt über das Leistungsspektrum der einzelnen Kliniken informieren.

Worin liegt der größte Unterschied zu einer Spontangeburt?

Mit dem ganzen Körper zu spüren, wie das eigene Kind geboren wird, ist ein unvergleichliches Erlebnis für eine Frau. Wer sich für eine Sectio entscheidet, muss sich bewusst sein, dass dieses Gefühl der Aktivität nicht so stark gegeben ist. Auch wenn Sie bei einem Kaiserschnitt nicht bewusst spüren, wie Ihr Kind geboren wird, bedeutet dies jedoch nicht, dass Sie mit der Geburt Ihres Kindes nichts zu tun haben. Ohne Sie gäbe es auch Ihr Kind nicht, Sie waren mit ihm schwanger, haben sich auf Ihr Baby gefreut. Schließen Sie im OP die Augen und denken Sie an Ihr Kind, daran wie es jeden Moment herausgehoben wird und sein Leben in unserer Welt beginnt. Versuchen Sie, sich das vorzustellen und lassen Sie Ihre Emotionen mit in Ihre Entscheidung einfließen.

Wie genau verläuft eine Kaiserschnittentbindung?

In jeder Geburtsklinik gestaltet sich der Ablauf einer Kaiserschnittentbindung unterschiedlich. Fragen Sie in Ihrer Klink nach einem typischen Ablauf. Im Normalfall kommen Sie morgens im Kreißsaal an, werden an ein CTG angeschlossen, es werden übliche Operationsvorbereitungen getroffen und Sie warten auf den Beginn. Im OP-Raum bekommen Sie Ihre Narkose gelegt und ab nun dauert es nur noch wenige Minuten bis Ihr Baby da ist.

Wer trägt die Kosten für den Kaiserschnitt?

In aller Regel Ihre zuständige Krankenkasse. Auch individuelle Gründe stellen in den meisten Fällen eine Indikation dar und so wird der Eingriff wie ein gleichwertiger primärer, also geplanter, Kaiserschnitt gehandhabt. Vorab kann Ihnen auch Ihre Krankenkasse Auskünfte über ihren Leistungskatalog geben, allerdings ist es üblich, dass die Kosten übernommen werden. Besprechen Sie die Details bei Bedarf mit Ihrer Geburtsklinik oder wenden Sie sich direkt an Ihre Krankenkasse.

Wann wird der Blasenkatheter gelegt, beziehungsweise wieder gezogen und verursacht das Schmerzen?

In aller Regel wird der Katheter erst nach dem Einsetzen der Narkose gelegt. Es gibt jedoch auch Kliniken, in denen dies vorher gemacht wird. Fragen Sie genau nach! Sobald Sie in der Lage sind, selbständig auf Toilette zu gehen, wird Ihnen der Katheter gezogen, dies verursacht normalerweise keine Schmerzen, eher ein leichtes Ziepen.

Wird mein Mann im OP dabei sein dürfen?

Bei einer Narkose per Spinalanästhesie und PDA ja, bei einer Vollnarkose jedoch muss Ihr Mann leider draußen warten.

Wird mir während der OP übel werden?

Es kann vorkommen, dass es Ihnen durch den plötzlichen Druckverlust nach der Entbindung, die Narkose oder auch durch Ihre Aufregung, kurzzeitig etwas übel wird, eventuell müssen Sie sogar erbrechen. Das OP-Team wird Ihnen aber dabei helfen und Ihnen umgehend ein Mittel gegen die Übelkeit geben. Wenn Sie an einer krankhaften Form von Angst vor dem Erbrechen leiden *(Emetophobie)*, klären Sie Ihre Ärzte im Vorfeld darüber auf und besprechen den individuellen Umgang damit.

Was passiert, wenn die Wehen vor dem OP-Termin einsetzen?

Das kommt darauf an, wie weit Sie noch von Ihrem geplanten OP-Termin entfernt sind, hier muss individuell entschieden werden. Entweder Sie bekommen einen Wehenhemmer, der Kaiserschnitt wird sofort durchgeführt oder Sie gebären spontan, da ein Kaiserschnitt nicht mehr möglich ist. Sofern Sie das wollen und es noch möglich ist, bekommen Sie natürlich auch vor dem Termin Ihren Kaiserschnitt. Wann genau dieser durchgeführt wird, hängt von sehr vielen Faktoren ab, die einer individuellen, ärztlichen Entscheidung unterliegen.

Was genau passiert im OP, kurz bevor es losgeht?

Sie bekommen Ihre Narkose, der Blasenkatheter wird gelegt, es wird ein Blutdruckmessgerät angebracht, Ihr Bauch wird desinfiziert, OP-Tücher werden aufgelegt und ein Größeres wird vor Ihre Brust gehangen, sodass Sie und Ihr Mann die OP nicht mit ansehen können. Oftmals ist immer eine Schwester oder Hebamme bei Ihnen, hält Ihre Hand und erklärt Ihnen, was um Sie herum gerade passiert.

Ich bin leider sehr krank, habe aber die Möglichkeiten sowohl spontan als auch per Sectio zu entbinden. Was mache ich denn nun?

Bei bestimmten Erkrankungen, wie z.B.: Multiple Sklerose, kann es wichtig sein, zumindest über eine Geburt per Kaiserschnitt nachzudenken. Lassen Sie sich von Ihren Ärzten beraten und wenn das Risiko für Sie und Ihr Kind in einem gesunden Rahmen liegt, wägen Sie ab, ob Sie eine spontane Geburt versuchen oder lieber direkt einen Kaiserschnitt planen möchten. Denken Sie darüber nach, welches Risiko Sie bereit sind, einzugehen und inwieweit Sie das Ihnen selbst und Ihrem Kind gegenüber verantworten können. Auch bei bestimmten Krankheiten ist es möglich, eine wundervolle natürliche Geburt zu erleben. Hinterfragen Sie Ihre Wünsche und Ängste!

Mein Baby befindet sich in Beckenendlage – Habe ich da überhaupt noch eine Wahl?

Das kommt ganz darauf an. In vielen Fällen gibt es die Möglichkeit, trotz einer Fehllage des Kindes, spontan zu entbinden. Im Vorfeld ist es auch möglich, das Kind noch zu drehen, wie beispielsweise durch verschiedene Methoden, wie dem Moxen oder durch spezielle Übungen. Man kann auch eine sogenannte ‚Äußere Wendung' vornehmen, wenn man das möchte. Lassen Sie sich dazu von Ihrer Klinik und Ihrem Gynäkologen ausführlich beraten.

Wird es weh tun, wenn die Spinale gesetzt wird?

Im Normalfall nicht. Oftmals kann es allerdings sein, dass mehrere Versuche nötig sind bis die Spinale richtig sitzt und wirken kann, dies kann dann auf Dauer unangenehm werden. Sollte man ohnehin empfindlich gegenüber Spritzen und Nadeln sein, kann es auch etwas weh tun, das ist allerdings wieder sehr individuell.

Werde ich trotz Narkose spüren, wie mein Baby entbunden wird?

Sie sollten dabei keine Schmerzen haben, allerdings werden Sie ein mehr oder weniger heftiges Geruckel und Gewackel an Ihrem Bauch spüren, sobald die Ärzte Ihr Baby entbinden. Dies kann sich etwas unangenehm anfühlen, manche Frauen spüren aber nicht einmal das.

Wie wird es sich anfühlen, wenn ich meinen Körper brustabwärts nicht mehr spüre?

Das Empfinden an sich ist sehr subjektiv, jedoch kann man sagen, dass es sich anfühlt, als ob der Körper eingeschlafen wäre, so wie man es ab und an von den Füßen oder Händen kennt. In der Aufregung und Nervosität im OP werden Sie davon nicht allzu viel mitbekommen, das kommt oft erst dann, wenn Sie wieder zurück im Kreißsaal, beziehungsweise auf Ihrem Zimmer sind. Es dauert einige Stunden bis Sie Ihren Körper wieder vollständig spüren.

Wie unterscheiden sich die einzelnen Narkoseformen?

Die Spinalanästhesie ist die häufigste Narkoseform bei einem Kaiserschnitt, da diese auch für das noch Ungeborene am Verträglichsten ist, im Gegensatz zu einer Vollnarkose. Eine PDA wird oftmals dann verwendet, wenn vor dem Eingriff eine Spontangeburt versucht wurde und die Frau ohnehin schon eine PDA gesetzt bekommen hat.

Werde ich auch eine Vollnarkose bekommen, wenn ich das möchte?
Sollte dies Ihr Wunsch sein, sprechen Sie mit den Ärzten darüber und lassen sich dahingehend beraten. Da bei einer Vollnarkose auch Ihr Ungeborenes etwas von dem Medikament abbekommt, raten die Ärzte immer erst einmal zu einer Spinalanästhesie. Unter Umständen ist es aber sicherlich auch möglich direkt mit einer Vollnarkose zu entbinden, denken Sie darüber nach und wägen Sie ab.

Was genau versteht man unter Anpassungsschwierigkeiten?
Hierzu können folgende Probleme zählen: Atemnotsyndrome, niedrigere Apgar-Werte, Absaugen von zu viel Fruchtwasser in den Lungen. *(Letzteres wird bei den meisten Babys gemacht, da dies, anders wie bei einer Spontangeburt, nicht durch die Wehen herausgepresst wird; trotz des Absaugens kann das Baby hervorragende Werte haben und keinerlei weitere Schwierigkeiten, daher zählt allein das Absaugen nicht direkt als Anpassungsstörung)*

Wird mein Baby Anpassungsschwierigkeiten haben?
Vorab kann Ihnen diese Sorge niemand nehmen, allerdings geht es den meisten Babys nach einem primären Kaiserschnitt sehr gut.

Welche Risiken bestehen für mein Baby und mich?
Im Vergleich zu anderen Entbindungsarten besitzt eine geplante Kaiserschnittentbindung ab der 39. Schwangerschaftswoche ein vergleichbar geringes Sterblichkeits- und Erkrankungsrisiko für Ihr Kind und gilt als die sicherste Entbindungsart. Anpassungsstörungen sowie kleinere Schnittverletzungen zählen zu den häufigsten Risiken für ein Baby, bei einem Kaiserschnitt. Nähere Informationen hierzu erhalten Sie im Kapitel ‚Risiken'.

Wie lange werde ich im Krankenhaus bleiben müssen?

Im Regelfall drei bis sechs Tage.

Werde ich mein Baby stillen können?

Sofern keine weiteren individuellen Stillschwierigkeiten vorliegen, können Sie auch nach einem Kaiserschnitt problemlos stillen. Im Vergleich zur spontanen Geburt werden Sie anfangs etwas in Ihren Bewegungen eingeschränkt sein, aber das Pflegepersonal hilft Ihnen gerne, Ihr Kind anzulegen und berät Sie bei Startschwierigkeiten.

Ich habe Angst, dass mein Kind durch den Kaiserschnitt in seiner Entwicklung den spontan entbundenen Kindern nachstehen wird. Sind meine Sorgen berechtigt?

Ein Kind, welches per Kaiserschnitt zur Welt kommt, hat genau die gleichen Entwicklungschancen wie ein spontan entbundenes Baby, vorausgesetzt in beiden Fällen gab es keinerlei Komplikationen. Durch die enge Verknüpfung von genetischer Veranlagung und dem sozialen Umfeld ist allein die Geburtsform nicht wegweisend für den Entwicklungsprozess eines Kindes, es stellt lediglich einen Bestandteil in der Entwicklung dar. In den meisten Fällen ist dem Kaiserschnitt eine anstrengende Spontangeburt vorausgegangen, oft in Kombination mit Nabelschnurvorfällen und Sauerstoffmangel, dies kann, muss aber nicht, einer der Faktoren sein, die zu den genannten Problemen führen. Bedenken Sie immer, dass jedes Kind sein ganz eigenes Entwicklungstempo hat und bereits eine eigene kleine Persönlichkeit ist, völlig unabhängig von der Art und Weise wie es ins Leben gefunden hat. Ob ein Kind übergewichtig, hyperaktiv oder sehr geräuschempfindlich ist, kann viele Ursachen haben. Veranlagung, Erziehungsmethoden, das eigene soziale Umfeld des Kindes – all diese

Faktoren und noch viele weitere beeinflussen den Entwicklungsweg Ihres Kindes.

Bei einer Spontangeburt muss sich das Kind ins Leben kämpfen. Muss ich jetzt Angst haben, dass mein Kind sich nie durchsetzen können wird?

Ihre eigene, elterliche Aufgabe ist es, Ihr Kind stark zu machen für seine kommenden Lebensabschnitte und ihm beizubringen für die Dinge, die ihm wichtig sind, zu kämpfen und dafür Etwas zu tun. Ohne ein Zutun der Eltern wird auch eine noch so stärkende Spontangeburt aus keinem Kind eine Kämpfernatur machen. Haben Sie Vertrauen in Ihr Kind und in Ihre Fähigkeiten als Mutter.

Werde ich mich wie eine Rabenmutter fühlen, wenn ich nicht spontan entbinde?

Sie sind keine Rabenmutter wenn Sie per Kaiserschnitt entbinden. Ein Kind zur Welt zu bringen zählt zu den schönsten Momenten im Leben einer Frau und sollte auch so in Erinnerung bleiben. Ob per Kaiserschnitt oder spontan entbunden, sollte dabei nicht im Vordergrund stehen, dies allein sagt nichts über Ihre Fähigkeiten als Mutter aus. Zum Muttersein gehört mehr als die Geburt, es beginnt damit erst.

Wann werde ich zu meinem Baby können?

Das sogenannte Bonding wird in jedem Krankenhaus anders gehandhabt. In manchen Kliniken kommen die Babys nach der U1 direkt wieder zurück in den OP zur Mutter, anderswo warten Vater und Kind im Kreißsaal auf die frischgebackene Mama. Fragen Sie vor dem Eingriff nach, wann und wie genau Sie Ihr Baby nach dem Kaiserschnitt sehen können.

Werde ich mein Baby selbst versorgen können?

Solange Sie noch nicht wieder mobil sind, werden sich die Stationsschwestern um Ihr Baby kümmern und es Ihnen zum Füttern oder zum Stillen geben. Es wird Ihnen aber jeden Tag besser gehen und Sie werden Ihr Kind schnell alleine versorgen können.

Werde ich sofort Muttergefühle entwickeln?

Von dem Moment an, in dem Ihnen ein positiver Schwangerschaftstest das freudige Ereignis mitgeteilt hat, fühlen Sie wie eine Mutter. Sie bauen eine Beziehung zu dem wachsenden, gegen Ihren Bauch tretenden Wesen auf, geben ihm Kosenamen und streicheln sanft Ihren Bauch. Kurz vor der Entbindung trennen Sie nur noch wenige Augenblicke voneinander. Ob Sie sofort Muttergefühle entwickeln, ist dabei aber nicht abhängig von der Geburtsform sondern individuell sehr unterschiedlich. Auch Frauen, welche spontan entbunden haben, berichten darüber, dass es einige Zeit dauerte bis ihre Muttergefühle aktiviert waren.

Werde ich mit dem fehlenden Geburtserlebnis, im Vergleich zu einer Spontangeburt, umgehen können?

Wenn Sie jetzt bereits darüber nachdenken, ob Ihnen nach einem Kaiserschnitt etwas fehlen wird oder Sie Ihre Entscheidung vielleicht bereuen könnten, sollten Sie für sich vielleicht noch einmal abwägen ob eine Kaiserschnittentbindung für Sie das Richtige ist. Ein Kaiserschnitt kann einer Mutter ein genauso wundervolles Geburtserlebnis bescheren wie eine Spontangeburt, wenn auch auf eine andere Weise. Der Moment, in dem das eigene Baby aus dem eigenen Körper heraus geboren wird, ist einzigartig. Wenn Sie sich nach diesem Gefühl sehnen, wäre darüber nachzudenken lieber spontan zu entbinden.

Werde ich weitere Kinder bekommen können?

Sofern Sie körperlich gesund sind, können Sie Ihrem Kind ohne weiteres ein Geschwisterchen schenken. Wartet man nach einem Kaiserschnitt mindestens zwei Jahre mit einer erneuten Schwangerschaft stehen die Chancen gut, dass man auch auf normalem Weg entbinden kann, falls Sie dies gerne möchten.

Stimmt es, dass Frauen, die per Kaiserschnitt entbinden, öfter an Depressionen und seelischen Traumata leiden?

Eine Frau, welche sich nach reiflicher Überlegung zu einem Wunschkaiserschnitt entscheidet, weiß oft sehr genau, worauf sie sich einlässt und dass ihr dadurch die Möglichkeit fehlt auf natürlichem Wege ein Geburtserlebnis zu erfahren. Dies heißt jedoch nicht, dass die Erfahrung des Kaiserschnittes nicht positiv aufgenommen und als besonderes Erlebnis erfahren wird. Seelische Störungen treten hingegen häufiger bei ungewollten und sekundären Notkaiserschnitten auf, da die betroffenen Frauen darauf nicht eingestellt sind und oftmals davon überrumpelt werden.

Werde ich mein Baby direkt heben und herumtragen können?

Direkt nach dem Kaiserschnitt werden Sie dies noch nicht können, allerdings ist dies im Krankenhaus auch erst einmal nicht nötig, da Ihnen Familie und Krankenhauspersonal helfend zur Seite stehen. Es heißt, dass nach einer OP nicht mehr wie 5 kg getragen oder gehoben werden sollten, es stellt also kein Problem dar, wenn Sie Ihr Baby alleine aus seinem Bettchen herausheben oder kurz durch das Zimmer tragen, zum Beispiel um es selbst zu wickeln oder einen kleinen Spaziergang über den Stationsflur zu unternehmen. Geben Sie aber dabei Ihrem Körper immer wieder genügend Zeit, um sich wieder zu erholen.

Wann muss ich nach dem Kaiserschnitt versuchen aufzustehen und wie geht es mir dann damit?

In der Regel wird in den ersten 24 Stunden nach der OP eine Schwester mit Ihnen gemeinsam versuchen aufzustehen. Ärgern Sie sich nicht, wenn es nicht gleich klappt, beim nächsten Versuch wird es schon besser gelingen.

Wie lange werde ich nach dem Eingriff zu Hause Hilfe benötigen?

Wer die Möglichkeit hat, sollte etwa ein bis zwei Wochen Urlaub des Vaters ab Entlassungstag einplanen oder sich von Freunden und Familie soweit es geht helfen lassen. Fühlt man sich wieder einigermaßen gut, neigt man oft dazu, seinem Körper mehr zuzumuten, als er verträgt. Lassen Sie es langsam angehen.

Werde ich starke Schmerzen haben?

Schmerzempfinden ist etwas sehr Subjektives und niemand wird Ihnen genaues darüber sagen können. Während der ersten Tage wird die Bauchwunde oftmals besonders stark schmerzen, vor allem aber bei Bewegung, ab da wird es mit jedem Tag besser und bald lassen die Schmerzen nach. Ihr kleiner Sonnenschein wird Ihnen allerdings in den ersten Tagen ein besonders gutes Schmerzmittel sein. Unabhängig ob Sie stillen, bekommen Sie bei Schmerzen passende Medikamente und müssen nicht die Mutige spielen. Die Tabletten helfen Ihnen dabei, schneller fit zu werden und Sie können sich ganz Ihrem neuen Mutterglück widmen.

Wann darf ich mich wieder voll belasten nach der OP?

Empfohlen wird eine Schonzeit von circa acht Wochen, in der Sie nicht mehr wie 5 kg heben und sich körperlich nicht zu sehr verausgaben sollten. Achten Sie auf sich und lassen sich helfen. Bedenken Sie dabei immer, dass eine Bauchoperation ein sehr großer Eingriff ist und Ihr Körper sehr viel Zeit braucht, sich von dieser zu erholen, auch wenn Sie sich subjektiv wieder fit fühlen.

Wie kann ich meiner persönlichen Hygiene nachgehen, solange ich noch liegen muss?

In der Zeit, in der Sie noch nicht selbständig auf Toilette gehen oder sich waschen können, kümmern sich die Schwestern um Ihre Hygiene, waschen Sie und wechseln die Vorlagen.

Wie wird sich der Bereich um die Narbe für mich anfühlen und wann wird das Gefühl rund um die Narbe wiederkommen?

Während bei einigen Frauen bereits nach kurzer Zeit das Kribbeln nachlässt und das Gefühl vollständig wiederkommt, bleiben bei anderen Frauen taube Stellen am Bauch zurück. Im Schnitt dauert es etwa ein Jahr, bis die Narbe und das Gewebe drum herum soweit verheilt sind, sodass erst dann eine genaue Aussage über die eigene Wundheilung möglich ist.

Wie wird die Heilung meiner Narbe verlaufen?

Bei manchen Frauen läuft sie recht reibungslos ab und nach einiger Zeit ist die Narbe blass, beinah unsichtbar, bei anderen Müttern hingegen entstehen leider recht wulstige Narben. Für die heimische Pflege empfehle ich Ihnen, die Narbe mit speziellem Narbenpflegeöl täglich zu ölen. Leichte Massagen mit Bürsten oder sanfte Streicheleinheiten um die Narbe herum sind ebenso gut geeignet. Die durchtrennten Nerven werden besonders durch Berührung neu aktiviert. Beginnen Sie damit jedoch erst, wenn die Narbe nicht mehr krustet und die Rötung etwas nachgelassen hat. Es ist auch möglich, therapeutische Hilfe zur Unterstützung heranzuziehen *(Narbenbehandlung)*.

Wann kann ich mit der Rückbildung beginnen?
Je nach individueller Genesung kann circa 8-12 Wochen nach dem Kaiserschnitt mit der Rückbildungsgymnastik begonnen werden.

Wird sich mein Bauch nach einem Kaiserschnitt genauso gut zurückbilden, wie wenn ich spontan entbunden hätte?
Die Rückbildung des berühmten Schwangerschaftsbauches ist ein Zusammenspiel der körpereigenen Gebärmutterrückbildung, der individuellen Veranlagung des Bindegewebes sowie der Bemühungen durch Rückbildungsgymnastik. Es kann durch einen Kaiserschnitt zwar durchaus vorkommen, dass es etwas länger dauert bis der Bauch sich zurückbildet, allerdings kann er dies genauso schön schaffen, wie nach einer Spontangeburt. Geben Sie Ihrem Körper Zeit!

Stimmt es, dass besonders lachen, niesen und husten in den ersten Tagen nach der OP zu heftigen Schmerzen im Wundbereich führen?
Leider ja. Muss man nach dem Kaiserschnitt husten oder niesen, hilft es, sich vorsichtig mit der flachen Hand den Bauch zu halten und sanft hinein zu atmen. Trinken Sie langsam, damit Sie sich nicht verschlucken.

Wann kann ich nach einem Kaiserschnitt wieder Sex haben?
Sobald Ihr Wochenfluss versiegt ist und Sie sich schmerzfrei fühlen, können Sie bedenkenlos wieder Geschlechtsverkehr haben. Seien Sie anfangs aber behutsam und denken dabei immer auch an Ihren Körper, der sich immerhin von einer sehr großen Operation erholen muss. Lassen Sie es langsam angehen und hören Sie auf Ihr Bauchgefühl, Ihr Partner wird es verstehen, wenn Sie noch Zeit brauchen. Lassen Sie sich bei Bedarf von Ihrem Gynäkologen zum Thema Verhütung während der Stillzeit beraten.

Ihr Bauchgefühl – Hören Sie genau hin!

Übungen um den eigenen emotionalen Hintergrund besser verstehen und hinterfragen zu können

Eine Geburt ist ein unheimlich emotionaler Moment und sollte, so wünscht es sich jede Mutter, auch immer so in Erinnerung bleiben. Steht man vor der Herausforderung, sich für einen bestimmten Geburtsmodus zu entscheiden, sollte man daher auch immer seine emotionale Seite befragen. Auch wenn es wichtig ist, sich mit den Fakten wie Risiken oder Abläufen vertraut zu machen, darf man nicht vergessen, dass dies nur ein Bestandteil der eigenen Entscheidung sein sollte. Um besonders Ihre emotionale Seite in Ihnen als baldige Mama anzusprechen, möchte ich Ihnen in diesem Kapitel ein paar Anregungen geben, sich gezielt mit Ihren Gefühlen und Gedanken rund um die anstehende Geburt auseinanderzusetzen und Ihre Emotionen zu hinterfragen. Sie müssen nicht alle Übungen machen, suchen Sie sich die für Sie passenden heraus und halten Sie Ihre Gedanken auf Papier fest.

✍ Traumgeburt

Schaffen Sie sich eine entspannte und für Sie angenehme Atmosphäre, gehen Sie in sich und denken Sie an den Tag, an dem Ihr Kind zur Welt kommen wird. Blenden Sie dabei aber alles aus, was Sie bisher über Geburten, Risiken und Zahlen gehört haben, das ist nicht einfach, aber versuchen Sie es. Stellen Sie sich vor, Sie könnten sich Ihre Traumgeburt kreieren und alles würde genauso ablaufen wie in Ihrer Vorstellung. Schreiben Sie auf, wie Sie sich Ihre Wunschgeburt ausmalen würden, mit Beginn bei dem Moment in dem die Geburt beginnt bis hin zu dem glücklichen Augenblick in dem Sie Ihr Kind auf dem Arm haben. Auch wenn es Sie zu einem Kaiserschnitt hinzieht, versuchen Sie, sich eine glückliche, natürliche Wunschgeburt vorzustellen.

Nehmen Sie sich ausreichend Zeit für Ihre Geburtsvorstellung und malen Sie sich alles in den schönsten Farben aus. Wenn Ihr Werk fertig ist, betrachten Sie es und lesen es sich durch. Was denken Sie, wenn Sie das lesen? Glauben Sie, dass es vielleicht tatsächlich, mit minimalen Abweichungen, so ablaufen könnte? Wie realistisch ist Ihre Vorstellung?

Diese Übung zielt darauf ab, sich mit Wunsch und Realität auseinanderzusetzen. Oftmals geht man als Schwangere mit vielen romantischen Wunschvorstellungen in die Geburt hinein und wird im Nachhinein von der Realität eingeholt. Um dem entgegen zu wirken, soll diese Übung Ihnen helfen, Wunsch und Realität voneinander zu trennen. Nehmen Sie sich Ihre Traumgeburt Punkt für Punkt vor und prüfen Sie sie auf ihre Umsetzbarkeit. Welche Punkte davon könnten wirklich so verlaufen, welche sind wenig realistisch? Hinterfragen Sie Ihre Traumgeburt und betrachten Sie sie mal ganz logisch. Am Ende der Übung haben Sie eine wünschenswerte und eine reale Geburtsvorstellung. Was empfinden Sie dabei, wenn Sie die beiden Entwürfe so betrachten? Mit wie vielen Abstrichen und Kompromissen könnten Sie leben? Können Sie sich vielleicht sogar vorstellen, dass es für Sie ok wäre, wenn es zu dem realen Geburtsentwurf käme? Verstärkt sich nach der Übung nur noch mehr der Wunsch nach einem Kaiserschnitt oder tendieren Sie sogar wieder mehr zu einer natürlichen Entbindung? Schreiben Sie Ihre Gedanken auf und versuchen Sie sie zu sortieren. Lassen Sie das Ganze auf sich wirken und nehmen Sie sich ein paar Tage Zeit um Ihre Gedanken zu reflektieren. Was fühlen Sie nach ein paar Tagen? Wie denken Sie nun über Ihre Traumgeburt?

In jeder guten Geburtsklinik ist es möglich an einer Kreißsaalführung teilzunehmen. Dabei bekommen Sie Informationen zu den internen Abläufen, können sich die Zimmer auf der Wochenbettstation anschauen, erfahren wo sich OP und Schwesternzimmer befinden und wie Sie bei Nacht in den Kreißsaal finden. Zu jedem dieser Rundgänge gehört die Besichtigung eines Kreißsaales. Eine Hebamme oder Schwester erläutert Ihnen dabei, welche Geburtsmodi möglich sind und ob schmerzlindernde Mittel angeboten werden. Oftmals ist es das erste Mal, dass man als Frau in einem Kreißsaal steht, Gedanken und Gefühle breiten sich unweigerlich aus und begleiten Sie von da an in Ihrer Schwangerschaft.

Bei dieser Übung geht es darum, Ihre Gedanken und Gefühle im Kreißsaal aufzufangen und zu hinterfragen. Woran denken Sie als Erstes sobald Sie sich in einem Kreißsaal aufhalten? Können Sie sich selbst im Entbindungsbett sehen oder in der Gebärwanne? Welche Gefühle verknüpfen Sie mit einem Kreißsaal? Angst oder Vorfreude? Können Sie sich vorstellen hier zu liegen oder zu sitzen und Ihr Kind zu entbinden? Hinterfragen Sie ganz genau Ihre Gefühle und die Gedanken an den Kreißsaal. Nehmen Sie ein leeres Blatt Papier, schreiben in die Mitte das Wort ‚Kreißsaal' und notieren drum herum alle Worte, die Ihnen dazu einfallen. Beim sogenannten Mind Mapping bekommen Sie so nach und nach eine Übersicht über all Ihre Emotionen, die Sie mit einem Kreißsaal verknüpfen. Ein Kreißsaal sollte Ruhe und Sicherheit ausstrahlen, damit man sich unter der Geburt fallen lassen kann. Allein eine schöne Dekoration und beruhigendes Licht reichen dafür aber oftmals nicht aus. Man muss der Atmosphäre gänzlich vertrauen, um entspannt entbinden zu können.

Um ein Gespür dafür zu bekommen, was genau Ihnen bei der Geburt Ihres Kindes wichtig ist, kann es helfen darüber nachzudenken, woran Sie sich später einmal erinnern möchten. Versuchen Sie sich in Situationen hinein zu versetzen, in denen Sie an den Tag der Geburt Ihres Kindes denken. Geburtstage, große Entwicklungsfortschritte oder die Zeit in der aus Ihrem Baby ein pubertierender Teenager geworden ist. Woran möchten Sie denken, wenn Sie an die Geburt Ihres Kindes denken? Welches Bild möchten Sie in diesem Moment vor Augen haben? An welche Augenblicke möchten Sie sich besonders gerne zurück erinnern?

Nicht jede Frau verknüpft eine schöne Geburt mit einem Kreißsaal, es gibt heutzutage sehr viele Frauen, welche sich sehr gerne an ihre Kaiserschnittentbindung erinnern, da sie die Geburt an sich eher mit anderen Momenten verbinden als mit der Sterilität im OP. Der schönste Augenblick für jede Mutter ist der, in dem man zum ersten Mal sein eigenes Kind im Arm hält und es bewundern kann. Diesen Moment können Sie bei jeder Geburtsform erleben, wenn auch nicht immer auf gleiche Weise oder in einem ähnlichen Zeitfenster. Für Sie geht es aber um den schönsten Tag Ihres Lebens – der Tag, an dem Ihr Kind zur Welt kommt. Jede Frau erhofft sich von diesem Tag eine wunderschöne, unvergessliche Erinnerung, die sie in großen emotionalen Augenblicken in ihrem Leben auspacken und immer wieder betrachten kann. Stellen Sie sich vor, wie Sie eines Tages in der Küche stehen, das Essen zubereiten, Ihr Kind kommt von seinem ersten Schultag nach Hause und Sie erinnern sich an den Tag seiner Geburt. Woran denken Sie?

Bei den folgenden Übungen geht es nicht um richtig oder falsch, sondern um Ihre spontane Antwort. Im Folgenden habe ich einige auf das Thema Geburt bezogene Begriffe notiert, welche Sie mit einem Wort ergänzen, das Ihnen spontan dazu einfällt. Versuchen Sie nicht allzu lange nachzudenken und schreiben einfach spontan auf, was Ihnen dabei durch den Kopf geht.

A - Woran denken Sie bei dem Begriff...

Kreißsaal ⇨ ____________________

gebären ⇨ ____________________

Kaiserschnitt ⇨ ____________________

Operationsraum ⇨ ____________________

Narbe ⇨ ____________________

Dammschnitt ⇨ ____________________

Geburtserlebnis ⇨ ____________________

Betrachten Sie Ihre gewählten Assoziationen und überlegen Sie in welche Richtungen die Worte tendieren. Wirken die Begriffe eher negativ, besonders im Zusammenhang mit Worten, die besonders an eine Spontangeburt erinnern? Oder zeigen Sie Ihnen eher, dass Ihnen ein Kaiserschnitt mehr Kopfzerbrechen bereitet?

B - Geburt

Nehmen Sie sich ein leeres Blatt Papier und schreiben in seine Mitte das Wort Geburt. Notieren Sie nun alle Gedanken und Einfälle, die Ihnen zum Thema Geburt einfallen. Sammeln Sie so all Ihre Emotionen und Gedankengänge, um eine Übersicht zu erhalten, wie genau Sie beim Thema Geburt empfinden. Achten Sie bei Ihrer Übung wieder genau auf die Negativ- oder Positivlastigkeit der Begriffe. Vielleicht hilft es Ihnen, wenn Sie mit den Begriffen Ihre bisherige Pro- und Kontraliste ergänzen.

Auswertung

Ziel all dieser vorgestellten Übungen war es, Sie besser mit Ihrer inneren Gedankenwelt vertraut zu machen. Nachdem Sie einige Übungen gemacht haben, müsste sich eine Tendenz abzeichnen, mit welchem Geburtsmodus Sie sich eher identifizieren können. Ein noch so logisches Vorgehen nützt nichts, wenn Sie letztlich emotional nicht auf die bevorstehende Geburt eingestimmt sind. Vergleichen Sie Ihre hier gemachten Angaben mit Ihrer Pro- und Kontraliste, besprechen Sie sie mit Freunden oder Ihrem Partner um Ihre Eindrücke mit jemandem teilen zu können. Lassen Sie die Notizen einige Tage oder Wochen liegen und hinterfragen diese einige Zeit später wieder, um zu schauen, inwieweit sich Ihre Gedanken noch mit den gemachten Angaben decken. Nutzen Sie die gewonnenen Erkenntnisse um sich selbst besser kennen zu lernen und vielleicht auch um herauszufinden, warum genau Sie ein bestimmter Geburtsmodus mehr anspricht.

Erfahrungsberichte

20 Frauen aus ganz Deutschland und drei weiteren Ländern berichten von ihren Erfahrungen

In den beiden letzten Kapiteln haben Sie sowohl Ihre logische, wie auch Ihre emotionale Seite zu den Themen Geburt und Kaiserschnitt befragt, nun lassen Sie diese Gedanken erst einmal ruhen und schaffen Raum für eine weitere Perspektive: Die, der anderen Mütter, welche bereits das erlebt haben, worüber Sie gerade nachdenken. Lassen Sie die Erfahrungen in Ihre Entscheidungsfindung mit ein fließen, aber bedenken Sie dabei immer, dass jede Schwangerschaft und Geburt einzigartig sind und niemand im Vorfeld genau sagen kann, wie eine Geburt verlaufen wird, völlig unabhängig vom Geburtsmodus.

Gründe Hintergründe, Erfahrungen und Entscheidungen. Die Gründe für einen Wunschkaiserschnitt sind so vielfältig wie die Mütter selbst.

Umfeld Das eigene soziale Umfeld reagiert oft anders als erwartet, wenn man es mit seinem Wunsch konfrontiert. Hier macht jede Mutter ihre ganz eigenen Erfahrungen.

Bonding In immer mehr Kliniken wird unabhängig von der Geburtsform sehr auf eine intensive Bondingphase geachtet. Die ersten Stunden im Leben der Neugeborenen sollen möglichst in den Armen ihrer Mütter stattfinden, doch auch hier gibt es Unterschiede.

Geburtsbericht Vom ersten Augenblick an, bis zum Entlassungstag. Insgesamt finden Sie im Folgenden 20 verschiedene Berichte von Frauen aus allen Teilen Deutschlands und drei weiteren Ländern.

Wieder Kaiserschnitt? Die Frage, ob wieder ein Kaiserschnitt gewählt werden würde oder im Nachhinein die eigene Entscheidung kritisch beäugt wurde, beantwortet jede Frau ganz individuell.

Janine, 26 Jahre, Nageldesignerin aus Nordrhein-Westfalen

1 Sohn, Kaiserschnitt im September 2009

„schön, komplikationslos, wenig Schmerzen, immer wieder"

Gründe Ich hatte Angst vor eventuellen Komplikationen bei einer Spontangeburt, dass meinem Baby etwas zustößt oder die Geburtsverletzungen so arg sind, dass sie nur Probleme bereiten. Meine allgemeine Einstellung war zum Kaiserschnitt immer viel besser, ich wollte gar keine Spontangeburt erleben.

Umfeld Einerseits gab es absolutes Verständnis, teilweise mit Empfehlung zum Kaiserschnitt auf Wunsch, gerade von denen, die selbst eine traumatische Geburt erlebten oder miterlebten, und andererseits absolut kein Verständnis, sondern eher komische Blicke. Es wurde oft versucht mich zu einer Spontangeburt zu überreden oder der Kaiserschnitt wurde schlecht gemacht.

Bonding Ich hatte diesbezüglich keinerlei Bedenken, ich liebte mein Baby schon im Bauch. Nichts hätte verhindern können, dass ich es nach der Geburt nicht mehr könne. Das Krankenhaus hatte das Bonding, trotz dass ich eine Vollnarkose hatte, sehr gut hinbekommen. Ich wachte nach etwa drei Stunden auf und bekam meinen Sohn noch nackt auf die Brust gelegt. Wir kuschelten erst mal sehr lange noch im Kreißsaal, bis er dann irgendwann angezogen wurde und wir auf unser Zimmer kamen.

Geburtsbericht Schon recht früh entschied ich mich in der Schwangerschaft, dass ich per Kaiserschnitt entbinden will. Ab der 28. Schwangerschaftswoche saß mein Sohn in Beckenendlage und dies änderte sich auch nicht mehr, sodass die Empfehlung zum Kaiserschnitt ohnehin gegeben war. In der 37. Schwangerschaftswoche bekam ich beim Geburtsplanungsgespräch den Termin für meinen Kaiserschnitt mitgeteilt - es sollte der 09.09.2009 werden.

Meine Wassereinlagerungen waren sehr stark, dazu bekam ich Anfang der 38. Schwangerschaftswoche noch hohen Blutdruck, sodass ich am 01.09. stationär aufgenommen wurde. Dort wurde ein CTG gemacht, welches bereits Wehen anzeigte. Laut der Hebamme hätte sich mein Sohn noch vor dem 09.09. von ganz allein auf den Weg gemacht. Am nächsten Morgen, den 02.09., wurde dann entschieden, dass der Kaiserschnitt schon in einer Stunde durchgeführt werden sollte. Die Ärzte vermuteten eine Schwangerschaftsgestose. Ich rief meinen Freund und meine Familie an: „In einer Stunde bekomme ich den Kaiserschnitt!" Alle waren sehr aufgeregt, aber ganz bestimmt nicht so sehr wie ich. Ich bin mit dem OP-Arzt noch zu einem kurzen Ultraschall gegangen und er erklärte mir wie der Kaiserschnitt bei einer Beckenendlage durchgeführt wird. Ich bekam einen Zettel mit allen Risiken aufgelistet, welchen ich dann unterschrieb. Zunächst musste ich in den Kreißsaal, dort rasierte eine Hebamme die Stelle an der der Schnitt erfolgen sollte. Dann kam der Anästhesist und besprach mit mir die Narkose. Er empfahl eine Vollnarkose aufgrund meines hohen Blutdruckes. Ich lehnte es aber ab, da ich die Geburt unbedingt bewusst miterleben wollte. Mit viel Überredungskunst stimmte der Anästhesist einer Spinalanästhesie zu. Wieder auf meinem Zimmer angekommen, legte ich meinen ganzen Schmuck ab und zog mir das OP-Hemdchen an. Bei den Thrombosestrümpfen half mir eine Krankenschwester. Ich legte mich in mein Bett und die Krankenschwestern fuhren mich in den OP, vorbei an meiner Mutter, meiner Oma und Cousine, die alle sehr besorgt waren und ein paar Tränen vergossen. Mein Freund wurde in den Kreißsaal gebeten, sich dort auch schon mal op-fertig zu machen.

Im OP angekommen, setzte ich mich auf die Liege und bekam die Spinalanästhesie gelegt. Erst wurde mein Rücken mit Tüchern abgeklebt und nur eine Stelle blieb für den Einstich frei. Dann bekam ich zuerst eine Betäubungsspritze, sie schmerzte nicht, fühlte sich aber sehr unangenehm an, wie ein kleiner Stromschlag, wobei ich auch reflexartig zur Seite zuckte. Nun wurde die Spinale gesetzt, wovon ich außer einem leichten Drücken auf der Wirbelsäule nichts spürte. Laut des Anästhesisten sollte nun mein Po warm werden, aber ich merkte davon nichts. Ich legte mich hin und packte meine Beine, wie beim Frauenarzt, in die Schalen und wurde dann noch passend unter den OP-Lampen positioniert. Mittlerweile erwärmten sich mein Rücken, sowie meine Beine und Füße.

Ich bekam mein OP-Hemd ausgezogen und ein Tuch wurde in Höhe meiner Brust aufgehängt. Während mein Bauch mit Jod eingepinselt wurde, legte mir jemand Anderes noch ein paar Zugänge in die Armbeuge. Eine Sauerstoffmaske bekam ich auch. Ich spürte von der Betäubung bisher leider noch nicht all zu viel. Ich konnte meine Beine noch super bewegen und die Aussicht den Kaiserschnitt noch ohne Vollnarkose zu erleben war gering. Der operierende Arzt testete das Ganze noch ein Mal, indem er mir in den Bauch kniff, welches ich sehr gut spürte. Er gab der Sache noch fünf Minuten zu wirken, welches aber auch keinen Erfolg brachte und ich bekam den Blasenkatheter gelegt, völlig harmlos und in weniger als einer Sekunde passiert. Ich bekam nun das Narkosemittel gespritzt, mit einem Mal drehte sich alles und ich schlief. Als ich aufwachte, fühlte ich mich sehr schlecht, Schmerzen hatte ich zwar keine, aber man muss erst mal wieder zu sich kommen, realisieren wo man ist, was überhaupt passiert ist. Ich hatte starke Probleme mit meinem Rachen, er war wohl gereizt durch den Beatmungsschlauch, den man bei einer Vollnarkose bekommt. Nicht leicht den Schwestern mitzuteilen, dass man schlecht Luft bekommt und Husten irgendwie unmöglich war, ohne dass man wirklich ein Wort heraus bekam. Als ich wieder einigermaßen zu mir gekommen war, mittlerweile waren drei Stunden vergangen, wurde ich in den Kreißsaal gefahren. Dort angekommen bekam ich erst mal meine Brille wieder, denn ohne sehe ich sehr schlecht. Aber da stand er auch schon, mein Freund mit einem kleinen weißen Bündel auf dem Arm. Ich sah in sein überglückliches Gesicht als er sich zu mir rüber beugte und mir unseren wunderschönen Sohn präsentierte. Ich kann diesen Moment sehr schlecht beschreiben, aber ich denke jede Mama kennt ihn. Es ist einfach das Schönste was einem passieren kann. So wunderschön war er und mir liefen vor Freude und Erleichterung die Tränen. Dann bekam ich meinen Sohn auf die Brust gelegt. Er war zwar schon gebadet aber noch nackt und wir genossen einfach diesen Moment. Sehr zufrieden sah er aus. Er war übrigens rund um gesund und fit. Seine Maße betrugen 3230 Gramm, 50 cm groß und 36,5 cm Kopfumfang. Nachdem dann unsere Familie das kleine Wunder betrachtet hatte, wurde er angezogen und kam direkt wieder zu mir. Wir wurden dann auf unser Zimmer gefahren. Die verpasste Zeit habe ich mir dann von meinem Freund erzählen lassen. Er durfte ja wegen der Vollnarkose leider nicht dabei sein. Eine Hebamme benachrichtigte ihn, dass er im Kreißsaal warten müsse, da ich eine Vollnarkose bekäme. Keine fünf Minuten später kam die Hebamme mit unserem Sohn in den Kreißsaal und er bekam ihn nackig auf die Brust gelegt, wo die beiden sich erst mal beschnuppern konnten. Er erzählte mir, er war so ruhig und zufrieden, hat kaum geweint. Er schoss dann schnell ein paar Fotos mit dem Handy und badete ihn mit einer Hebamme zusammen. Vermessen, gewogen und dann wieder ab zu Papa auf die Brust, schön zugedeckt, auf Mama warten. Die Schmerzen waren recht erträglich. Nachwehen hatte ich null. Katheter, Wunddrainage und Fäden ziehen waren unangenehm aber absolut schmerzfrei. Meine

Narbe ist sehr gut und schnell verheilt. Bis auf ein wenig Taubheit über der Narbe hatte ich keinerlei Beschwerden.

Wieder Kaiserschnitt? Ja, da ich nichts bereue und auch meine, nichts verpasst zu haben. Die Geburt war im Großen und Ganzen das schönste Erlebnis meines Lebens. Ich habe keine Probleme mit der Wundheilung gehabt und daher bleibt er mir positiv in Erinnerung. Ich möchte es unbedingt beim nächsten Mal wieder so erleben. Für mich hatte der Kaiserschnitt nur Vorteile. Ich möchte, bis auf die Vollnarkose, gerne im Falle einer anstehenden Geburt wieder alles genauso erleben. Es war sehr schön!

Carolin, 35 Jahre, Sekretärin aus Baden-Württemberg

1 Tochter und 1 Sohn, Kaiserschnitt im März 2008
und im Mai 2011

„sicher, unkompliziert, wunderschön, schnell"

Gründe Ich hatte Angst vor einer natürlichen Entbindung und empfand sie als eklig und unästhetisch *(Dammriss, Stuhlgang etc.)*, zudem hatte ich Panik davor, stundenlang Schmerzen zu ertragen.

Umfeld Mein nahes Umfeld, das mich kennt, hatte vollstes Verständnis und sie wussten schon immer, dass ich eine natürliche Geburt schrecklich fände. Die Kritiker, die es gab, kannten mich nicht gut und waren von Natur aus eher ein Öko-Typ, die zum Teil sogar auf eine PDA verzichtet hätten, um Zitat: „Kein verpasstes Geburtserlebnis zu haben".

Bonding Ich wusste vorher nicht einmal, was dass mit dem Bonding immer soll. Es war mein erstes Kind und da hat man ganz andere Sorgen. Meine Klinik damals war allerdings diesbezüglich sehr fortschrittlich und es war Gang und Gäbe, dass alle Kinder nur bei den Müttern direkt sind, im Beistellbett oder auch im eigenen. Unsere Tochter war im OP bei meinem Mann auf dem Arm bis ich fertig war. Im Aufwachraum war sie dann anschließend bei mir.

Geburtsbericht Da es ein geplanter Kaiserschnitt war, konnte ich mich sehr gut darauf einstellen. Ich kam am Abend vor dem Termin in die Klinik, bezog mein Zimmer und wurde nochmals durch die Hebamme und den Arzt in die Abläufe der OP eingewiesen. Am nächsten Morgen wurden mein Mann und ich dann mit den passenden OP-Klamotten und sterilen Hemden ausgestattet. Nach einem letzten Toilettengang und einem CTG ging es in den OP, dort wurde erst einmal die Narkose gelegt. Alles lief sehr ruhig, freundschaftlich und entspannt ab, richtige Angst oder Beklemmungen hatte ich nie. Dann stießen die Ärzte und Schwestern sowie mein Mann zu uns. Die eigentliche Entbindung wurde ein wenig kommentiert, damit wir hinter dem Tuch wussten, was die Ärzte gerade machten. Mein Mann konnte dann den Schnitt mit dem Köpfchen ansehen - wobei das glaube ich kein schöner Anblick war, aber ob es das im Geburtskanal ist? Dann ging es ganz schnell und unsere Tochter war da. Sie wurde abgesaugt, mir kurz gezeigt und schnell zur U1 gebracht. Nach guten fünf Minuten wurde sie meinem Mann gebracht und er hatte sie neben mir auf dem Arm. Nachdem ich dann fertig versorgt war, lag ich mit meiner Tochter noch circa eine Stunde im Aufwachraum. Anschließend haben sich mein Mann und ich mit unserer Tochter auf meinem Zimmer wieder getroffen. Mein Mann hat sich dann zusammen mit der Hebamme um unsere Tochter gekümmert. Nachmittags wurden dann auch schon ein paar Stillversuche gemacht, aber unsere Kleine hatte wohl noch keinen Hunger. Abends klappte dann das erste Mal Aufstehen und auch ein kleiner Stillversuch. Am nächsten Tag konnte ich duschen, habe meine Tochter von da an selbst versorgt und wir hatten eine wunderschöne Zeit mit ihr.

Wieder Kaiserschnitt? Ich hatte mich, aufgrund des Todes unserer Tochter, wieder für eine Sectio entschieden, weil ich einfach nicht die Ruhe und Gelassenheit hatte, die man wohl für eine natürliche Entbindung benötigen würde. Ich habe wieder alles bestens überstanden, bin am gleichen Tag abends aufgestanden und habe auch von da an meinen Sohn selbst versorgen können. Die Narbe verheilt wieder sehr gut und ich habe bis dato keine Beschwerden.

Maren, 20 Jahre, IT-Systemkauffrau aus Baden-Württemberg

1 Sohn, Kaiserschnitt im April 2010

„entspannt, aufregend, beruhigend, sicher"

Gründe Besonders Angst machten mir die Gedanken an mögliche Dammschnitte oder Risse, den Hebammen ausgeliefert zu sein und nicht zu wissen was kommt. Was ist wenn es zu 10 Geburten gleichzeitig kommt und ich alleine gelassen werde? Oder dass nach der Geburt vielleicht alles nie wieder so wird wie es war *(geweitet, Schmerzen beim Sex, weil zu eng zusammen genäht etc.)*, Geburtsverletzungen nähen lassen zu müssen, dass mein Kleiner feststeckt und ein Notkaiserschnitt unter Vollnarkose gemacht werden muss, meinem Baby etwas passiert *(Sauerstoffmangel, diverse Brüche oder abfallende Herztöne)* oder dass die Geburtszange und Saugglocke zum Einsatz kommen muss. Das Gefühl keine Kontrolle über meinen Körper zu haben, die Ärzte mir nicht genug Zeit geben und mit Wehentropf oder ähnlichem nachhelfen, was nicht gut für mein Baby wäre, solche und ähnliche Dinge machten mir Angst. Hinzu kam, dass mein Baby über 4000 Gramm geschätzt wurde und nicht ins Becken rutschte.

Umfeld Geteilt. Entweder verständnislos und es hieß was ich mir entgehen lasse und dass es nicht von der Natur gewollt ist. Oder aber Verständnis dafür, dass es so doch die bessere Entscheidung wäre.

Bonding Bedenken hatte ich keine und es lief auch alles perfekt. Mein Sohn war auf der Welt, er durfte dann 15 Minuten auf meine Brust und dann mit seinem Papa zum Wiegen und Messen. 20 Minuten später war ich dann fertig und im Kreißsaal lag er dann wieder auf meinem Bauch. Eine Stunde später durften wir auf unser Zimmer.

Geburtsbericht Bei der Untersuchung beim Frauenarzt bei 39+4 hieß es, dass mein Kleiner wohl ein sehr großes und schweres Kind wird und sich immer noch nicht mit seinem Kopf in mein Becken geschoben hat. Wir sollen doch mal ins Krankenhaus fahren und dort besprechen, was wir machen sollen. Gesagt, getan. Eine Stunde später im Krankenhaus, bekamen wir von den Ärzten dann dasselbe gesagt. Unser Baby wird an die 4000 Gramm wiegen, ich selbst wiege bei einer Körpergröße von 1,58 m gerade einmal 55 kg. Wir wurden gefragt, ob wir einen Kaiserschnitt wollen oder die Wehen eingeleitet werden sollen. Für mich war sofort klar, ich will einen Kaiserschnitt! Die Hebammen versuchten mich noch zu überreden, dass ich doch eine normale Geburt versuchen solle, was ich jedoch ablehnte.

Ich hatte die ganze Schwangerschaft über panische Angst vor einer spontanen Geburt und nein, ich hatte keine Angst vor den Wehen! Die hatte ich schließlich die ganze Zeit. Ich hatte einfach schreckliche Angst, dass bei mir danach unten herum nie wieder alles so wird wie es war und vor Dammschnitten hatte ich wochenlang schon Alpträume! Ich wollte auch nicht einer Hebamme ausgeliefert sein, die dann aus Zeitdruck an mir rumschneidet, mich verstümmelt oder sonst was tut! Ja klar, jetzt heißt es wieder einen Dammschnitt merkt man nicht, von wegen, ich kenne genügend, bei denen die Wehe verpasst worden ist und man einfach so geschnitten hat, beziehungsweise ohne Betäubung genäht hat. Nein danke, das wollte ich meinem Körper echt nicht antun. Vor allem nicht, wenn mein Kind ein so schweres Baby werden würde und vielleicht stecken bleibt, einen Sauerstoffmangel erleidet oder sonst was passiert. Zwei Tage später stand dann der Kaiserschnitt mit einer Spinalanästhesie an. Am meisten hatte ich

Angst vor der Spritze in den Rücken, ich hasse Spritzen, aber dank diesem tollen Anästhesisten habe ich davon nichts bemerkt. Ich könnte ihn heute noch küssen. Da lag ich nun, mein Mann an meiner Seite und los ging's. Ein bisschen Geruckel und da war mein Kleiner schon da. Das konnte man auch deutlich hören, er schrie wie am Spieß, sodass die Ärzte schon lachend meinten er hätte sehr kräftige Lungen. Er kam dann auch direkt zu mir auf die Brust, wo ich ihn erstmals bewundern konnte. Meinem Mann und mir kullerten die ersten Tränchen und der Kleine schaute mich mit seinen großen Augen an. Es war ein wunderschöner Moment, den die Ärzte uns auch ließen. Ich hab den Kleinen dann an meinen Mann weitergegeben, der dann mit der Hebamme in den Kreißsaal ist, um ihn zu wiegen und vermessen. Circa 20 Minuten später war ich dann auch fertig und durfte zu meinen zwei Männern in den Kreißsaal. Dort lagen mein Mann mit nacktem Oberkörper auf dem Bett und unser kleiner Prinz auf seiner Brust. Dieses Bild werde ich nie vergessen. Dann kam mein Kleiner zu mir und ich durfte ihn das erste Mal anlegen. Eine Stunde später waren wir wieder auf dem Zimmer und konnten die ersten Stunden genießen. Mein Sohn wurde morgens um 8.19 Uhr mit 3550 Gramm, 56 cm und 38 cm Kopfumfang geboren. Doch nicht so schwer wie vermutet aber dafür mit einem gewaltigen Dickschädel! Mittags um halb drei ließ dann langsam meine Betäubung nach und ich durfte das erste Mal aufstehen, mit Hilfe von meinem Mann und einer Hebamme. Schmerzen hatte ich dabei zwar keine, aber meine Beine wollten noch nicht so ganz wie ich, was ein sehr komisches Gefühl war. Dabei wurde mir auch gleich der Blasenkatheter gezogen, was ich dank der minimalen Betäubung, die ich noch hatte, gar nicht gemerkt habe. Er wurde mir übrigens erst nach der Narkose gelegt. Ich war insgesamt vier Tage im Krankenhaus und nahm nicht ein einziges Mal Schmerzmittel. Glaubt es mir oder nicht! Es fühlte sich an wie starker

Muskelkater im Bauch, das war's aber auch schon. Klar war das Aufstehen nicht leicht, aber für meinen Kleinen hab ich das gern getan. Ich habe ihn während der ganzen Zeit selbst versorgt, egal ob es ums Wickeln ging oder sonst etwas und er war auch die ganze Zeit über bei mir. In der ersten Nacht nach meinem Kaiserschnitt bin ich mit Baby auf dem Arm die Flure hoch und runter gelaufen, dass sogar die Krankenschwestern verwundert waren wie fit ich doch schon wäre. Ich hatte das ewige Liegen einfach satt. Sie fragten mich jeden Morgen ob ich Schmerzen habe, was ich jedes Mal verneinen konnte. Mein Kleiner entwickelte sich auch sehr gut, er hatte bei der Geburt einen Apgarwert von 10/10/10 und war von Anfang an ein sehr liebes und ausgeglichenes Kind, was er Gott sei Dank heute noch ist.

Wieder Kaiserschnitt? Ja! Es gab keinerlei Probleme oder Komplikationen, weder bei mir noch bei meinem Baby und das ist für mich die Hauptsache. Im Nachhinein betrachtet war der Kaiserschnitt die beste Entscheidung, die ich und die Ärzte treffen konnten. Mir geht es gut, ich habe keine Schmerzen oder Probleme und mein Baby ist putzmunter. Die Narbe ist so klein und schmal, dass man sie bald nicht mehr sehen wird. Lob an die Ärzte - sehr schön zugenäht. Eins ist für mich klar, das nächste Kind bekomme ich per Kaiserschnitt und nicht anders! Zum Glück hab ich mich nicht von den Hebammen bequatschen lassen. Wer weiß wie es dann ausgegangen wäre.

Ivonne, 33 Jahre, Kinderkrankenschwester aus Nordrhein-Westfalen

1 Sohn und 1 Tochter, Kaiserschnitt Januar 2007 und Oktober 2009

„schnell, quasi schmerzlos, unkompliziert, sicher"

Gründe Ich hatte bereits mehrere Fehlgeburten hinter mir und hatte Angst, dass meinen Kindern bei einer natürlichen Geburt etwas passiert, wie zum Beispiel durch einen Sauerstoffmangel. Bei meinem Sohn kam es zum HELLP Syndrom *(schwere Präeklampsie)*, wodurch er nicht mehr richtig versorgt war und bei jeder vorzeitigen Wehe die Herzfrequenz abfiel.

Umfeld Es wurde eher mit Unverständnis reagiert, man hatte Mitleid mit dem Kind, dass es seinen Geburtstermin nicht selber bestimmen könne und man brachte mir ein Gefühl der Abwertung entgegen, da ich nicht so viel wert wäre wie eine Mutter, die spontan entbindet.

Bonding Junge - Da er ein Frühchen war und sein Zustand sehr kritisch, konnte ich ihn erst 12 Stunden nach der Geburt das erste Mal sehen. Ich hatte da noch keine richtigen Muttergefühle. Die stellten sich erst ein, als er nicht mehr auf der Intensivstation war und ich ihn richtig anfassen und riechen konnte.

Mädchen - Auch hier setzten die Muttergefühle erst Tage später ein, obwohl ich meine Tochter direkt nach dem Nähen im Kreißsaal an die Brust gelegt bekommen habe. Leider musste auch sie nach circa 30 Minuten auf die Intensivstation zur Überwachung.

Geburtsbericht Nachdem beim CTG die Herztöne meines Sohnes auf 40 runterfielen, wurde eine Notsectio gemacht. Mein Mann durfte nicht mit in den OP und ich fühlte mich sehr krank. Ich hatte ein HELLP mit einem Blutdruck von 220/170 und überlegte, ob ich nun sterben müsse. Die Spinalanästhesie lag schnell und gut und ich bekam Panik, weil ich meine Beine nicht mehr spürte. Darum bekam ich ein Beruhigungsmittel, das mich so sehr beruhigte, dass ich mit dem Schlaf kämpfte und nur dachte, dass ich nicht einschlafen darf, weil mein Sohn doch gerade zur Welt kommt. Von seiner Entbindung merkte ich letztlich leider nichts und er wurde sofort raus gebracht. Als ich fragte, warum er nicht schrie, bekam ich nur zu hören „Das kann er nicht, er atmet nicht!" Das Zunähen zog sich subjektiv ewig hin und als ich aus dem OP gebracht wurde, sagte ich meinem Mann nur, dass, sollte ich so verrückt sein noch ein Kind zu wollen, er solle es mir ausreden. Die Stunden zwischen CTG und der Ankunft wieder in meinem Zimmer waren die schlimmsten meines Lebens.

Der zweite Kaiserschnitt war geplant und verlief nach Plan. Ich musste morgens um 7.00 Uhr im Krankenhaus sein und wurde um 7.30 Uhr in den Kreißsaal geholt, wo ein CTG geschrieben wurde. Anschließend kam ich in den OP, es wurde die Spinalanästhesie gelegt und nach circa 10 Minuten war meine Tochter auf der Welt. Sie wurde mir gezeigt und danach untersucht. Ich wurde zugenäht und insgesamt war es eine ruhige, schöne Stimmung. Als ich in den Kreißsaal zurück kam, wurde mir meine Tochter gebracht. Sie wurde gewogen, gemessen und mir nackt auf die Brust gelegt. Es war eine sehr schöne Situation. Anschließend musste sie wegen Anpassungsstörungen leider auf die Intensivstation.

Wieder Kaiserschnitt? Ja, die Kaiserschnitte haben meinen beiden Kindern das Leben gerettet. Mein Sohn war zu schwach um eine Spontangeburt zu schaffen und meine Tochter hatte die Nabelschnur stramm um den Hals.

Manja, 32 Jahre, Krankenschwester aus Sachsen

2 Töchter, Kaiserschnitt im Juli 2008, zweites Kind spontan entbunden

„Schmerzen, Angst, Einsamkeit, Schuldgefühle"

Gründe Ich hatte Angst vor den Schmerzen, vor großen Rissen oder Schnitten im Intimbereich und ich dachte, dass man heutzutage das Risiko Geburt nicht mehr eingehen müsse. Ich hatte das Gefühl, es wäre sicherer für uns beide und ich wollte zudem nicht vom Geburtsbeginn überrollt werden, sondern alles in Ruhe angehen.

Umfeld Geteilte Meinungen: Die Omas haben gemeint, dass es so einen Quatsch früher nicht gab, ein Kaiserschnitt ist doch viel zu riskant, durch die Geburt müsse man als Frau halt durch! Die Elterngeneration meinte eher, dass man sich ja, wenn es die Möglichkeit zum sanften Kaiserschnitt gibt, nicht durch die Geburt quälen muss, und meine Freunde meinten: Kaiserschnitt ja aber nur mit einem Grund, eine Sectio könne man ja immer noch machen, wenn es nicht gut läuft und gegen die Schmerzen bei der Geburt hilft die PDA super.

Bonding Ich habe mir um mein Baby leider viel zu wenige Gedanken gemacht. Ich war im Vorfeld ziemlich egoistisch und dachte, dass mit dem Baby läuft schon. Ich kannte den Ablauf bei einem Kaiserschnitt und wusste, dass ich mein Kind im OP sehe und dann im Kreißsaal nackt auf die Brust bekomme. Ich habe sie dann wirklich im OP kurz auf die Brust bekommen, bis sie plötzlich schockig war und raus getragen wurde. Als ich aus dem OP kam, wurde sie mir kurz nochmal, in viele Tücher eingewickelt, in den Arm gegeben und dann auf die Kinderstation verlegt. Ich sah immer nur ihr Gesicht und eine Hand. Sie knorkste schrecklich! Ich bekam von der Hebamme zwei

Polaroids und wurde noch im Kreißsaal das erste Mal abgepumpt. Am Nachmittag des nächsten Tages war ich erst in der Lage, mich im Rollstuhl auf die Kinderstation bringen zu lassen. Da bekam ich sie auf die Brust gelegt und versuchte sie zu stillen, musste aber nach einer halben Stunde zurück, da mein Kreislauf versagte. Mein Mann drehte ständig für mich Videos von ihr und die Schwestern erkundigten sich immer nach ihr, sobald ich es verlangte, sogar nachts. Am zweiten Tag wurde sie zurück verlegt und ab da hatte ich sie in meinem Zimmer und meist auch bei mir im Bett. Ab dem dritten Tag konnte ich sie endlich selbst versorgen.

Geburtsbericht Ich war mir schon vor der Schwangerschaft sicher, einen Kaiserschnitt machen zu lassen. Ich war während meiner Ausbildung sowohl bei Kaiserschnitten wie auch bei Spontangeburten dabei und empfand die Sectio einfach besser für alle Beteiligten. Ich hatte auch Frauen auf der Wochenstation betreut und fand, egal ob Sectio oder spontan entbunden, die Frauen liefen alle gleich schlecht und hatten Schmerzen. Ich hatte ein Kind nach einer Glockengeburt gesehen und war mir sicher, ein Kaiserschnitt ist besser für das Kind.

Meine Sectio wurde sehr nah am Termin geplant, um das Risiko für eine Anpassungsstörung so gering wie möglich zu halten, das ist in der Klinik so üblich. Ich wurde am Vorabend aufgenommen und bekam einen Einlauf. Geschlafen habe ich nicht so gut, da ich aufgeregt war. Mein Baby war auch die ganze Nacht wach und strampelte kräftig. Ich hab mit ihr geredet und sie schlief dann gegen Morgen ein. Um 7.00 Uhr kam ich in den Kreißsaal, wurde vorbereitet und ans CTG und den Wehentropf gehangen. Nach einer halben Stunde merkte ich dann auch leichte Wehen, die mir da schon zu viel waren. Viertel vor 8 ging's in den OP und es wurde erst die Spinale, dann der Katheter gelegt. Ich wurde abgedeckt und mein Mann konnte sich zu mir setzen.

Dann ging alles ganz schnell. Ich spürte rein gar nichts! Erst das kurze Meckern meiner Tochter sagte mir, dass ich jetzt Mutter war. Dann kam die Hebamme mit ihr ums Tuch herum und legte sie mir auf die Brust. Sie lag wegen der Tücher so weit oben, dass ich sie kaum sehen konnte. Nur ihre kleine Hand tastete über mein Gesicht. Sie gurgelte noch etwas mit dem Fruchtwasser und wurde plötzlich ganz schlapp. Die Hebamme nahm sie sofort mit und rannte raus, mein Mann hinterher. Die restliche Zeit im OP fühlte sich wie eine Ewigkeit an. Ich wollte wissen, was los war und kam nicht weg. Die Hebamme kam zwar rein und sagte mir es sei alles ok, sie bräuchte bloß etwas Sauerstoff, aber das beruhigte mich nicht.

Als ich endlich aus dem OP kam, stand schon der Transportinkubator auf dem Gang. Sie gaben mir meine Kleine in die Arme. Sie war dick eingepackt und ich fragte ob es wirklich ein Mädchen sei. Sie war blass und strengte sich sehr an beim Atmen. Der Kinderarzt kam rein und nahm sie mit den Worten mit, dass das halt passiert bei Kaiserschnitten und sie nur ein wenig Sauerstoff und Wärme bräuchte und sicher in zwei Tagen wieder bei mir sei. Dann verließen mich mein Kind und mein Mann wieder. Ich war nun Mutter und so einsam wie noch nie. Die Hebamme blieb, versorgte mich und gab mir zwei Bilder von meiner Tochter mit den Worten, damit ich sie wenigstens auf dem Bild bei mir habe und so die Milch besser läuft. Sie war ganz lieb, obwohl ich ihre Meinung zum Wunschkaiserschnitt kannte. Kurz vor der Verlegung auf Station, pumpte sie mir die Vormilch ab und gab mir noch ein Schmerzmittel, damit es nicht so schlimm wird, wenn die Spinale nachlässt. Doch die Schmerzen kamen langsam aber sicher und waren die Hölle. Am Abend sollte ich mich dann schon an den Bettrand setzen und kippte gleich wieder um, also ließen sie den Katheter noch über Nacht drin. Das Aufstehen am Tag danach war nur nach einer sehr starken Schmerzspritze möglich. Zu allem Überfluss verschluckte ich mich beim Frühstück und glaubte mein Bauch würde platzen. Am Nachmittag fuhr mein Mann mich zu meinem Kind, doch nach einer halben Stunde versagte mein Kreislauf und ich musste sie wieder auf der Kinderstation zurück lassen. Das hat mir fast mein Herz zerrissen!

Ich habe das Gefühl bei der Geburt nicht beteiligt gewesen zu sein. Sie war plötzlich da und ich habe nix damit zu tun gehabt. Ich liebe mein Kind, keine Frage! Aber sie hat sich lange nicht von mir beruhigen lassen, nur von meinem Mann. Der war ja auch für sie da, als es ihr so schlecht ging! Noch heute ist sie ein Papakind. Ich habe dann wenigstens für das Stillen gekämpft und nach sechs Wochen auch gewonnen. Sie wollte eine Zeit lang gar nicht trinken, hat sich von mir weggestoßen. Mit pumpen, Stillhütchen, viel reden und weinen wurde es dann aber doch noch. Meine Tochter hatte von Anfang an oft Bronchitis und inzwischen sogar Asthma. Da es das in unserer Familie nicht gibt und auch nicht allergisch bedingt ist, schiebe ich es auf den Kaiserschnitt.

Viele würden zwar sagen, das ist Zufall, aber für mich, die ich mein Kind kenne, ist es die einzige Erklärung. Ich war so dumm und egoistisch und habe damit meinem Kind geschadet. Auch die Schnittwunde an der Wange hatte sie nicht haben müssen. Ich habe viel und lange mit meiner Hebamme geredet und bin ihr noch heute dankbar für ihre Ehrlichkeit. Nach all dem wollte ich bei meinem zweiten Kind die Spontangeburt wenigstens probieren. Und wieder gab es Unverständnis. Erst wollen sie den Kaiserschnitt und jetzt mit dem Risiko die Spontangeburt? Das musste ich mich vom Arzt fragen lassen. Meine zweite Tochter kam dann eine Woche nach dem Termin spontan zur Welt. Die Geburt dauerte lang und war nicht einfach. Es wurde vom Bauch aus mit geschoben, ich bekam einen Tropf und einen Dammschnitt. Aber nachdem das Baby da war, war wirklich aller

Schmerz vergessen. Ich konnte gleich mit meinem Kind nach Hause und war fit. Warum hatte ich das nur gegen die Sectio getauscht? Das Stillen und auch das Bonding waren kein Problem. Ich kann es mir nicht leicht machen. Ich muss immer für meine Kinder kämpfen, das weiß ich jetzt. Die Schmerzen nehmen sich nichts aber die nach einer Spontangeburt vergisst man, die nach dem Kaiserschnitt nicht.

Wieder Kaiserschnitt? Nein - Mein zweites Kind habe ich spontan entbunden. Der Kaiserschnitt ist nicht so einfach, wie man immer denkt. Sowohl meine Tochter als auch ich, hatten lange mit den Folgen zu kämpfen. Ich mache mir Vorwürfe, dass ich damals so resistent gegen jegliche Argumente gegen den Kaiserschnitt war. Noch heute ist mein Verhältnis zu meiner großen Tochter nicht das Beste.

Petra, 38 Jahre, Speditionskauffrau aus Bayern

1 Sohn, Kaiserschnitt im Dezember 2008

„Erlösung, problemlos, emotionaler Moment, positiv"

Gründe Ich hatte schon vor meiner Schwangerschaft mit großer Angst und Grauen an die Geburt gedacht, ich hatte die allergrößten Sorgen, ob ich diese Schmerzen dabei aushalten könne. Allerdings hätte ich mich nie getraut das auch laut auszusprechen, da mein Umfeld zumeist ablehnend zum Thema ‚Wunschkaiserschnitt' reagierte. Also dachte ich mir, ich muss mich wohl auf eine Spontangeburt einlassen und habe einen Geburtsvorbereitungskurs besucht, der mir aber nicht weitergeholfen oder mir gar meine Ängste genommen hat.

Da ich Schwangerschaftsdiabetes hatte, wurde mir schon frühzeitig von meinem Frauenarzt mitgeteilt, dass die Geburt eingeleitet werden müsse, wenn das Baby bis zum errechneten Termin nicht freiwillig kommt. Also gingen wir am errechneten Geburtstermin ins Krankenhaus. Ich wurde weder von meinem Frauenarzt noch vom Personal in der Entbindungsklinik, sowohl von den Ärzten wie auch von Hebammen, über die Geburtseinleitung aufgeklärt. Ich bin ins Krankenhaus gefahren und dachte mir vorher, in zwei Tagen wird unser Kind auf der Welt sein, egal wie. Ich wusste in keinster Weise, dass bei Geburtseinleitungen bis zu fünf Tage rumprobiert wird. Am dritten Tag war ich schon von Haus aus mit den Nerven total am Ende und als am Abend die Herztöne von unserem Kind total verrückt gespielt haben, war ich endgültig fertig. Das war eine Nebenwirkung vom Wehentropf, wie ich später herausgefunden habe. Erst waren sie tachykard, eine Art Herzrasen, dann sind sie gänzlich auf 0 gegangen. Als sich die Herztöne wieder normalisierten, sollte ich zur Beobachtung an ein CTG-Gerät in der Nähe der Kreißsäle bleiben.

Dabei musste ich durch die dünnen Wände mit anhören, wie eine Frau nebenan unter sehr viel Geschrei ihr Kind bekam, das hat mir in dem Moment völlig den Rest gegeben. Ohne Übertreibung, die Frau hörte sich an, als würde sie gefoltert werden. Damit war das Thema „Spontangeburt" für mich eigentlich schon gestorben. Am nächsten Morgen wollte man mich ohne Erklärung oder Kommentare zu einer weiteren Einleitung schicken. Dies habe ich verweigert und einen Kaiserschnitt verlangt, was vom Ärzte-Team auch akzeptiert wurde, allerdings nicht ohne doofe Sprüche: „Na ja, eine Spontangeburt wäre der bessere Weg, aber wenn Sie es so wollen." Wenn es nach den Geburtshelfern gegangen wäre, hätte ich noch weitere Geburtseinleitungen mit mir machen lassen sollen.

Umfeld Wie ich schon mal erwähnt habe, weiß ich, dass die allermeisten Personen aus meinem Umfeld darauf sehr negativ reagiert hätten, deshalb habe ich mich gar nicht erst getraut, etwas über einen Wunschkaiserschnitt zu sagen. Da kann man sich Sprüche anhören wie: „Wie bist Du denn drauf?", „Eine Spontangeburt hat noch jede Frau geschafft, da musst Du eben durch.", so in der Art und Weise.

Bonding Bei einer Kreißsaalführung in meiner Schwangerschaft wurde erklärt, wie ein Kaiserschnitt in dieser Klinik abläuft. Dieses babyfreundliche Krankenhaus (eine Initiative von der WHO und UNICEF, nur wenige Krankenhäuser in Deutschland sind hierfür zertifiziert) ist das Einzige in unserer Umgebung, in der das Baby nach einem Kaiserschnitt noch im OP und während der Vollendung der OP zu Mama und Papa darf und auch dort bleibt. Das war mir sehr wichtig. Von vielen anderen Krankenhäusern hört man, dass das Kind der Mama im OP nur ganz kurz gezeigt wird und es erst nach der OP zum ersten Hautkontakt kommt. Daher wusste ich schon vorher, wie es in unserem gewählten Krankenhaus abläuft und ich gut damit leben könnte.

Geburtsbericht Ich bekam im OP die Spinalanästhesie, vor der ich vorher auch große Angst hatte und total begeistert war, dass dies kaum weh tat. Danach durfte mein Mann in den OP und an meinem Kopfende Platz nehmen. Der Anästhesist hat sich total nett um mich gekümmert, gleich zu Beginn der OP wurde mir jedoch ganz schwindelig und ich habe deshalb ein Medikament gespritzt bekommen. Dann fing der OP-Tisch mit mir an zu wackeln, das fühlte sich komisch an. Es dauerte nicht lange, bis der Anästhesist sagte, ich solle jetzt mal ganz tief Luft holen, kurz danach sagte er uns „Das Baby ist da!" Ich konnte es nicht fassen und habe sofort angefangen zu heulen, der Anästhesist streichelte meine Wange. Es dauerte ca. zwei Minuten, bis die Hebamme unser Baby neben meinen Kopf legte und wir sahen unser Kind zum ersten Mal. Einfach ein unbeschreiblicher Moment! Unser kleiner Liebling sah so schön aus und hatte überhaupt nicht geschrien. Ich habe seine Händchen gehalten und sein Gesicht gestreichelt. Er blieb bei uns am Kopfende, bis die OP vorbei war. Dann wurde ich in den Aufwachraum gebracht, unser Sohn kam in den Kreißsaal zum Messen und Wiegen, da durfte mein Mann dabei sein. Es dauerte nicht lange, als die Hebamme mit unserem Baby und meinem Mann zu mir den Aufwachsaal kamen. Unser Sohn war in ein Handtuch gewickelt und hatte nur eine Pampers an. Ich bekam ihn auf meinen Bauch gelegt. Das war so ein wunderschönes Gefühl, nie vorher habe ich etwas Zarteres an meiner Haut gespürt. Dieses Gefühl hat mich alle Schmerzen vergessen lassen. Für den Rest des Tages war ich total erledigt, ich hatte auch recht starke Schmerzen. Diese fand ich aber nicht so schlimm, habe auch Schmerzmittel per Infusion erhalten, die recht schnell Wirkung gezeigt hatten. Ich war einfach nur froh, dass nun alles zu einem guten Ende gefunden hatte. Die drei Tage vorher mit den Geburtseinleitungen waren für mich der totale Psychoterror, eines meiner absolut negativsten Lebenserfahrungen, und ich war froh, dass es endlich vorbei und unser Kind gesund auf der Welt war. Für mich war im Übrigen nur der Nachmittag unmittelbar nach dem Kaiserschnitt etwas schmerzhaft, bereits am nächsten Tag konnte ich wieder aufstehen und zur Toilette gehen, aber vor allem unser Kind wickeln und selbst versorgen. Man kriegt von Kaiserschnittgegnern gerne gesagt, dass man mehrere Tage bräuchte, um wieder fit zu werden. Bei mir ging es gleich am nächsten Tag bergauf.

Wieder Kaiserschnitt? Ja. Ich habe meinen Kaiserschnitt insgesamt als etwas Positives erlebt. Meine Sorgen und Ängste fühlte ich durch meine Erlebnisse während der drei Tage dauernden Geburtseinleitungen nur bestätigt und dass eine Spontangeburt für mich nicht denkbar ist. Ich hätte noch immer die allergrößte Panik vor den Schmerzen einer Spontangeburt und wollte nicht herausfinden, ob ich zu den Frauen gehöre, die das meistern können. Wenn ich noch mal in der gleichen Situation wäre, würde ich mich wieder für einen Kaiserschnitt entscheiden, vor allem eine Geburtseinleitung von vornherein strikt ablehnen.

Katharina, 31 Jahre, freiberufliche Lehrerin aus Mexiko

1 Sohn, Kaiserschnitt im November 2007

„entspannt, schön, fast schmerzfrei"

Gründe Die Angst vor dem unbekannten Geburtsschmerz und ein finanzieller Grund - hier in Mexiko wurde der Kaiserschnitt für mich am Ende preiswerter wie eine spontane Entbindung. Unser privater Versicherer erstattete nur bis zu einem bestimmten Limit beide Geburtsarten, bei einer Spontangeburt jedoch weniger als die Hälfte. Nach Kostenrechnungen von unserer Seite hätten wir bei einer Spontangeburt noch draufzahlen müssen, während der Kaiserschnitt komplett abgedeckt war. Ein anderer Grund war die Planbarkeit. Meine Eltern flogen am 30.11. ein und am 18.12. wieder weg. Das Risiko, dass mein Kind sich verspätet und meine Eltern quasi umsonst hier waren, war mir einfach viel zu groß. Am Ende konnten sie drei Wochen mit ihrem Enkel genießen.

Umfeld Ganz ehrlich, ich habe niemandem von diesem Wunsch erzählt. Gerade um mich nicht von Anderen beeinflussen zu lassen. Als es auf das Ende zuging, kamen medizinische Indikationen hinzu und niemand konnte mehr seine Meinung sagen. Geredet habe ich mit beiden Mamas meiner Patenkinder, die jeweils beide je einen Kaiserschnitt und eine Spontangeburt erlebt haben.

Nach tiefen Gesprächen mit ihnen, beide bevorzugten den Kaiserschnitt, und nach einem langen Gespräch mit meinem Arzt, in dem er mich auch über Risiken aufklärte, war mir klar, dass ich den Kaiserschnitt wollte. Es war für mich die genau richtige Entscheidung.

Bonding Ich hatte große Bondingprobleme, das lag aber nicht am Kaiserschnitt, sondern daran, dass hier alle Kinder, egal ob spontan oder per Kaiserschnitt entbunden, sofort für vier Stunden in ein Wärmebett kommen. Da mein Kleiner spät abends geboren wurde, habe ich ihn nur im OP kurz gesehen und dann bis zum nächsten Morgen nicht mehr. Fast 12 Stunden nach seiner Geburt konnte ich ihn dann endlich in meine Arme schließen.

Geburtsbericht Nachdem meine Schwangerschaft für mich alles andere als schön verlief, war ich froh, als es endlich an die letzten Wochen gehen sollte. Es standen noch viele Geburtstage an im November, eventuell auch der unseres Sohnes. Am Freitag, den 23.11.2007, merkte ich plötzlich, dass der Zwerg sich irgendwie nicht mehr wirklich bewegte. Selbst ein Kaffee half nicht und so rief ich meinen Arzt an. Es war schon spät und er machte mir sofort einen Termin zum Ultraschall und CTG am nächsten Morgen. Dort stellte sich dann heraus, dass die Fruchtwassermenge erheblich am unteren Limit lag und auf dem CTG waren starke Wehen zu erkennen, welche ich allerdings nicht spürte. Den Rest des Wochenendes sollte ich ruhig angehen lassen und viel trinken.

Ich bekam einen Termin in der Praxis für den Montagabend, zur Terminbesprechung des Kaiserschnitts, sollte aber vormittags anrufen, um zu sehen ob sich der Kleine doch noch mehr bewegte. Das Wochenende war es sehr ruhig in der Bauchgegend, ab und an ein kleiner Tritt, aber nicht zu vergleichen mit den vorherigen Wochen. Am Sonntag, den 25.11., waren wir beim Geburtstag meines Schwiegerpapis und wir machten noch Witze, wie lange sich der Kleine denn noch Zeit lassen würde. Montagmorgen bewegte sich dann nichts mehr, ich bekam Angst und rief bei meinem Gynäkologen an. Der orderte mich sofort in die Praxis. Ich rief meine Schwiegermami an, damit sie mich abholen kommt und zum Doc fährt. Angekommen ging es sofort zum Ultraschall. Resultat: noch weniger Fruchtwasser, Muttermund auf 4 cm aber kein Blasensprung, Indikation: Kaiserschnitt - heute noch. Es war morgens 11.00 Uhr, um 20.00 Uhr sollte ich in den OP. Ich rief voller Vorfreude Schatzi an, der aber nur trocken meinte: "Heute Abend? Aber da ist doch Monday Night Football und Pittsburgh spielt!" Ja, danke auch. Mir wurde gesagt, ich soll noch schnell was zu Mittag essen, ich müsste sechs Stunden vor dem Eingriff nüchtern sein. Das tat ich auch. Schatzi kam zum Mittag und wir schliefen unsere letzte gemeinsame Siesta zu Zweit.

Im Krankenhaus angekommen, bekam ich sofort mein Zimmer. Ich war noch gar nicht drin, da kam auch schon die Schwester mit dem Zugang und den Worten: „Das OP Team wartet schon auf dich." Ja, dann mal los. Ich verabschiedete mich von Schatzi und wurde nervös, aber nicht ängstlich. Dann im OP sah ich, dass der Narkosedoc jemand war, den ich schon kannte, die Vertretung von meinem Gynäkologen! Das Setzen der Spinale klappte nicht wirklich wie es sollte und ich merkte mehrmals einen stechenden Schmerz in Hüfte und Beinen. Nach 3-maligem Stechen saß sie dann und mir wurde der Katheter gesetzt, was ich gar nicht merkte. Schatzi kam in OP-Kluft auch dazu, mein Bauch wurde eingepinselt und mir wurde kalt. Dann kam das Tuch und ich sah nur noch meinen Mann, der neben mir saß. Auf meine Frage, ob denn schon angefangen wurde, meinte mein Gynäkologe: „Wir sind schon wieder fast fertig." Nun ja, ich merkte auf einmal nur ein Ruckeln und Jemandem auf meinem Bauch, dann ein Gurgeln, ein Schrei. Mein Kind war geboren! Mir liefen Tränen übers Gesicht, ich war so froh! Gleich im Anschluss Aufregung beim Gynäkologen: Schnell ein Foto, schnell, so was ist ganz selten! Schatzi fotografierte einen echten Knoten in der Nabelschnur. Mein Kind wurde mir kurz gezeigt, ich gab ihm einen Knutsch und er wurde weggebracht. Schatzi ist hinterher und ich wurde genäht. Plötzlich wurde mir speiübel, ich würgte und würgte aber nix kam, dann wurde mir wieder extrem kalt und ich fing an zu zittern. Der Narkosedoc hinter mir war total lieb und beruhigte mich, dann wurde ich auf die Seite gerollt, die Spinale kam sofort im OP raus. Dann sah ich das OP Team, es waren mein Gynäkologe, seine Empfangsschwester in der Praxis, welche sich als OP Schwester entpuppte, und seine Vertretungsärzte. Ich dachte, ich halluziniere. Mit dicken Decken wurde ich in den Aufwachraum geschoben. Dort angekommen tat meine Hand höllisch weh, die Schwester wechselte den Zugang und ich kam eine halbe Stunde später auf mein Zimmer, in welchem meine Schwiegereltern warteten!

Aaaaah, es war 22.30 Uhr und ich wollte schlafen! Mein Gynäkologe kam noch kurz zu mir und erzählte vom gesamten Verlauf der OP. Fruchtwasser war fast nicht mehr vorhanden, aber dafür war alles in Ordnung, die OP verlief gut, mein Kind wäre gesund und munter. Er wünschte mir eine ruhige Nacht und ging. Dann kam Schatzi wieder, mit Fotos vom Zwerg. Er schickte seine Eltern nach Hause und ich machte den Computer an, um meine Mami in Deutschland anzurufen. Es war 6.00 Uhr in Deutschland und meine Mami hatte eine ganz bescheidene Nacht hinter sich. Sie war beruhigt, als ich ihr erzählte, dass alles gut war.

Die Tage nach dem Kaiserschnitt waren Stress pur, da ich keine ruhige Minute hatte, immer war jemand da, wie zum Beispiel meine Schwiegermutter, von morgens bis abends. Am Tag nach dem Kaiserschnitt ließ ich mir den Schmerztropf gleich morgens ziehen, ich wollte etwas essen und nach Rücksprache mit meinem Arzt war das genehmigt. Ich saß im Schneidersitz in meinem Bett. Gegen Mittag ließ ich mir den Katheter ziehen und fing an herum zu laufen. Dann bin ich duschen gegangen, das tat so gut. Ab da lief ich viel und der Schmerz war weniger als gedacht. Selbst mein Gynäkologe war erstaunt. Nach drei Tagen war ich wieder zu Hause, versorgte mein Kind allein, machte den Haushalt, lief Treppen und so weiter. Die Narbe verheilte super und machte nie Probleme, die hatte ich eher mit ganz anderen Dingen, aber gelohnt hat es sich auf jeden Fall.

Wieder Kaiserschnitt? Ja. Für mich persönlich war der Kaiserschnitt weniger schlimm als erwartet. Die Schmerzen ließen sich aushalten, es war auch kein richtiger Schmerz, eher ein Brennen, dass aber immer weniger wurde desto mehr ich mich bewegte. Ich wurde von meinem eigenen Gynäkologen operiert und die Stimmung im OP war total entspannt. Die Schmerzen nach einem Kaiserschnitt konnte ich mir persönlich irgendwie im Vorfeld vorstellen, wobei ich mit Wehenschmerzen nach wie vor nichts anfangen kann und irgendwie auch nicht will. Für mich war mein Kaiserschnitt super schön und es gibt nichts, was mir fehlt.

Sandra, 30 Jahre, Marketingleiterin aus Baden-Württemberg

1 Tochter, Kaiserschnitt im Januar 2009

„aus meinem Bauch geholt, kalt, unangenehm, Angst"

Gründe Hierzu muss ich erst berichten, dass ich immer spontan gebären wollte. Gegen Ende der Schwangerschaft hat sich aber der Gesundheitszustand meiner Schwiegermutter so sehr verschlechtert, dass ich a) Angst haben musste, dass sie die Geburt ihres ersten Enkelkindes nicht mehr erlebt und b) noch mehr Angst haben musste im hochschwangeren Zustand einen weiteren Todesfall zu erleben. Mein Vater ist zu Beginn der Schwangerschaft verstorben, was schon sehr schwer war, ein weiterer Todesfall hätte die ganzen Gefühle wieder aufgewirbelt. Aus diesem Grund haben wir uns dann am 13.01.09 für einen Kaiserschnitt entschieden. Meine Schwiegermutter starb am 23.01.09 – acht Tage nach der Geburt meiner Kleinen und drei Tage nachdem sie sie gesehen hat.

Umfeld Den meisten Leuten habe ich es erst hinterher erzählt. Natürlich haben sie es, unter den ganzen Umständen, dann auch verstanden.

Bonding Meine Tochter wurde um 8.43 Uhr aus ‚meinem Bauch geholt', abgenabelt, uns ganz kurz gezeigt, dann erstversorgt und nach ein paar Minuten mir an die Backe gelegt. Dann hatte ich für eine Minute Kontakt zu ihr und sie kam zusammen mit ihrem Papa in den Kreißsaal, wo sie bei ihm auf der Brust auf mich gewartet hat.

Als ich fertig zugenäht war, kam auch ich in den Kreißsaal, dort wurde sie mir sofort an die Brust gelegt und ich habe sie dann nicht mehr hergegeben.

Geburtsbericht Am 12.01.09 war ich zum Kontrolltermin bei meiner Ärztin. Nach der Untersuchung meinte diese, dass bisher noch keine Anzeichen für einen Geburtsbeginn da seien. Ich war etwas enttäuscht, weil ich erstens langsam mein Kind sehen wollte und zweitens etwas sehr in Sorge war, ob meine todkranke Schwiegermutter ihr erstes Enkelkind noch erleben würde. Ich hatte große Angst vor der bevorstehenden Zeit, weil es wirklich absehbar war, dass meine Schwiegermutter in den kommenden Tagen sterben würde. Diese Sorge habe ich dann auch meiner Ärztin mitgeteilt und sie nannte mir die Möglichkeiten, welche jetzt in Frage kamen – entweder ein Kaiserschnitt oder die Wehen einleiten. Sie hat für mich einen Vorstellungstermin am nächsten Tag im Klinikum gemacht, bei dem dann auch mein Mann dabei war. Nach der Untersuchung der dortigen Gynäkologin hat diese mir dann erklärt, dass es sein kann, dass das Einleiten der Wehen bis zu sechs Tage gehen kann. Das war für mich so ein Schock, dass mein Mann und ich uns erst mal besprechen mussten, er mir aber die Entscheidung allein ließ. Klar, konnte er nicht sagen, was ich tun sollte aber er war sehr froh, dass ich mich für den Kaiserschnitt entschied. Der Termin war am 15.01. um 6.00 Uhr im Kreißsaal. Am Abend davor sind wir dann nochmals zu meiner Schwiegermutter gefahren und haben ihr erzählt, dass morgen früh ihr Enkelkind zur Welt kommt. Sie hat sich sehr gefreut und meinte, dass sie nicht mehr lange da ist und dass es Zeit wird. Schon da wusste ich, ich mich richtig entschieden hatte, da sie immer für eine spontane Geburt war. Wir sind dann früh ins Bett und haben noch lange über unsere Ängste, Wünsche und Gefühle geredet, was normal bei meinem Mann nicht so ist. Am 15.01. sind wir dann um 4.30 Uhr aufgestanden und waren beide unheimlich nervös. Jeder für sich war total neben der Spur. Um 5.50 Uhr kamen wir dann in der Klinik an. Eine Hebamme zeigte uns dann unseren Kreißsaal und wir konnten uns etwas einrichten. Bei mir wurde dann ein CTG geschrieben. Ich wurde für den Einlauf abgeholt, vor dem ich sehr Angst hatte, weil es mir sehr unangenehm und peinlich vorkam. Letztlich war es das dann aber gar nicht, weil die Hebammen wirklich lieb und verständnisvoll waren. Rasiert habe ich mich bereits am Abend davor, so dass dies dann weg viel. Als ich danach in meinem Flügelhemdchen wieder in den Kreißsaal gekommen bin, war mein Mann schon in den OP-Klamotten und richtig neben sich vor Aufregung. Es haben sich dann die Anästhesistin und der Oberarzt, der die OP durchführte, vorgestellt. Mir wurden dann auch noch Beruhigungsmittel verabreicht. Anschließend wurde ich in den OP gebracht. Hier wurde mir dann die Spinalanästhesie gelegt, was aber auch gar nicht weh getan hat. Ein paar Augenblicke später spürte ich bereits ein Kribbeln in den Beinen. Der Oberarzt hat dann ‚Gefühlstests' gemacht und meinte dann, dass alles soweit fertig sei und dass nun der Vater zu uns kommen dürfte. Na ja, ich weiß nicht, ob ich nun das Gefühl ausgedehnt beschreiben soll, wie es sich anfühlt, wenn einem der Bauch aufgeschlitzt wird und die Gedärme raus genommen werden, wenn man im Bauch rumrührt wie in einem Topf und dann ein riesiges Stück Kind aus einem heraus zieht. Angenehm war es nicht und ich habe scheinbar meinem Mann und der Ärztin fast die Hände gebrochen. Das war mir aber in dem Moment egal.

Dann kam der große Moment, als der Arzt sagte: „8.43 Uhr und Ihr Kind ist da! Was meinen Sie, was ist es?" „Sagen Sie jetzt bitte ein Mädchen, sonst muss ich nochmal einkaufen gehen!" „Ja, ein wunderschönes Mädchen." Und dann hat meine Tochter das erste Mal geweint, wie im Film, super! Es war unbeschreiblich, aber heulen konnte ich leider nicht. Ich habe immer auf die Tränen gewartet, sie kamen aber nicht. Dafür hatte mein Mann ein Dauergrinsen im Gesicht. Unsere Tochter wurde uns dann kurz gezeigt und im Nebenraum erstversorgt. Mein Mann musste immer gucken, damit er sie ja im Blick behält, dass sie uns nicht verloren geht oder so. Als sie versorgt war und ich währenddessen wieder eingeräumt wurde, legte man sie mir kurz an die Backe und ich konnte sie streicheln. Mein Mann wurde dann mitgenommen und er bekam sie im Kreißsaal auf die Brust. Ich wurde derweil fertig zugenäht.

Als ich dann auch wieder in den Kreißsaal kam, war mein Mann doch sehr froh, dass ich nun wieder da war, weil meine Kleine wohl ihre Mama suchte. Ich habe sie sofort angelegt und sie hat dann in Ruhe gefrühstückt. Wir wurden dann erst mal allein gelassen. Das war die schönste und beste Zeit. Nach drei Stunden kamen wir dann auf mein Zimmer. Vor der Geburt haben wir unseren Verwandten gesagt, dass niemand uns besuchen darf, bevor meine Schwiegermutter da war. Es war geplant, dass ein Krankenwagen sie zuhause holt und zu uns und anschließend wieder nach Hause bringt. Natürlich auf unsere Kosten, denn es war uns sehr wichtig, dass sie die Kleine zuerst sieht. Leider konnte sie aber die Strapazen der Fahrt nicht mehr auf sich nehmen. Ihr Zustand hatte sich innerhalb von 24 Stunden stark verschlechtert. Ich habe noch Schmerzmittel bekommen und so ist der Rest des Tages etwas aus meinem Gedächtnis. Irgendwann mittags kamen meine Mutter und meine Schwester mit ihrem Kind. Nachts schlief meine Tochter bei mir im Bett, die Hebamme meinte, das sei besser für die Bindung.

Am 19.01.09 wurde ich dann gleich morgens entlassen. Wir sind direkt zu meiner Schwiegermutter gefahren, die zu diesem Zeitpunkt das Bett nicht mehr verlassen konnte und Morphiate bekam. Sie hat ihre Enkelin aber wahrgenommen und sie gestreichelt. Drei Tage später ist sie gestorben. Ich bin sehr froh, dass ich mich für den Kaiserschnitt, ohne medizinischen Hintergrund, entschieden habe. Es war ein seelischer Hintergrund. Ich hätte es nicht ertragen, wenn meine

Schwiegermutter von dieser Welt hätte gehen müssen, ohne je Oma geworden zu sein. Sie hat immer gesagt, sie erlebt es nicht. Ich habe ihr versprochen, dass sie es erlebt und ich habe mein Wort gehalten. Dank eines Wunschkaiserschnittes!

Wieder Kaiserschnitt? Wenn ich in der gleichen Situation wäre, würde ich es jederzeit wieder tun. Ich hatte keinerlei Probleme. Mein zweites Kind möchte ich allerdings dann schon auf natürlichem Wege zur Welt bringen.

Milena, 31 Jahre, Angestellte im öffentlichen Dienst aus Bayern
1 Sohn, Kaiserschnitt im April 2008

„erlösend, spannend, schnell, optimal"

Gründe Meine geringe Körpergröße und ein sehr niedriges Gewicht, sowie ein unpassendes Verhältnis von Baby zu Becken.

Umfeld Es haben alle zugestimmt, vor allem wegen meiner Maße, teilweise aber auch aus eigenen Erfahrungen.

Bonding Bedenken waren da, aber sie waren unbegründet. Circa 20 Minuten nach der Geburt bekam ich meinen Sohn und alles war gut. Daraufhin folgte die Nacht und am Morgen darauf musste ich aufstehen. Von da an hab ich mich selbst um mein Kind gekümmert.

Geburtsbericht Für mich stand eigentlich schon zu Beginn der Schwangerschaft fest, dass es ein Kaiserschnitt wird. Da brauchte es nur einmal den Spruch vom Arzt: "Oha, Ihr Becken ist aber alles andere als gebärfreudig!" und schon waren die Würfel gefallen. Eine natürliche Geburt kam für mich ab diesem Zeitpunkt nicht mehr in Frage, da ich zu viel Angst hatte, mein Baby könnte stecken bleiben. Die Zeit verging und zum Schluss hieß es sogar, dass mein Kleiner ein ziemlicher Brocken wäre und bestimmt auf 4000 Gramm kommen würde. "Das kriegen sie da nicht durch!" wurde mir gesagt. Alles klar: Wunschkaiserschnitt!

Meine Schwangerschaft war keinesfalls leicht. Die ersten vier Monate habe ich nur gekotzt und ab der 26. Woche hatte ich Wehen, die ich zunächst als Übungswehen abtat. In der 33. Woche ging es ab ins Krankenhaus. Das waren nun keine Übungswehen mehr. Ich lag zwei

Wochen am Partusisten-Tropf mit der Höchstdosis. Ich schlief nicht, ich aß nicht, ich hatte einen Ruhepuls von 140 und die Zimmertemperatur glich für mich wie die einer Sauna. Ich durfte nur für Toilettengänge aufstehen. Da schimmelte ich so vor mich hin. Ganz weg waren die Wehen jedoch nie. Nach zwei Wochen reichte es mir. Ich ließ mich auf eigene Verantwortung entlassen, das war am 15.04., ich war nur noch ein Wrack, physisch wie psychisch und kam zu dem Entschluss, dass das auch nicht gut für mein Baby wäre. Als ich ging, sagte der Arzt noch: "Also bis später, gell?" Das fand ich nicht lustig. Drei Tage vergingen, bis wir am 18.04. um 2.00 Uhr nachts wieder da standen. Nach kurzer Zeit am CTG stand fest: die Geburt hatte begonnen. So steht es letztendlich auch im Mutterpass. Da es ja ein geplanter Kaiserschnitt war, der für den 09.05. anstand, hatte nachts dann wohl niemand mehr Bock auf einen Kaiserschnitt. Ich hatte Wehen, die ich veratmen musste. Auf meinen Wunsch hin, wurde mein Becken nochmals vermessen, um zu schauen, ob es wirklich nicht durch passen würde. Irgendein Wert war 3 cm zu klein, da gab es für mich keine Fragen mehr. Dann folgte der Satz vor dem ich Angst hatte: "Ok, dann hängen wir sie jetzt an den Wehenhemmer und der Kaiserschnitt steht um 7.00 Uhr an." „Nein, alles bloß nicht Partusisten!“ dachte ich. Es kam, wie es kommen musste, eine Höchstdosis Partusisten und gut. Die Wehen gingen nicht, aber sie wurden schwächer. Um 6.00 Uhr war dann bei den Hebammen Schichtwechsel. Eine von ihnen kam rein, ohne groß zu schauen: „Ah ja, die sind ja schwächer, dann können sie wieder auf Station.“

Da hat es mir echt gereicht. Ich hinkte kurz nach oben, sprach mit der Oberärztin, die selbst ganz entsetzt war, und versprach mir, mich das nächste Mal gewiss nicht mehr an dem Tropf zu lassen. Ich bin einfach gegangen, ich hatte Schmerzen ohne Ende. Die folgende Woche verging damit, dass ich jeden Tag beim Arzt am CTG hing, der mir sogar noch Wehenhemmer anordnete. Ich war auch brav und hab es geschluckt, bis der Puls wieder bei 140 war, dann hörte ich auf, es war Mittwoch. Donnerstag waren die Wehen wieder stärker *„surprise"* und der Arzt schickte mich ins Krankenhaus, um den Termin für den Kaiserschnitt vorzuverlegen. Er gab mir noch bis Sonntag. Im Krankenhaus angekommen, wurde mein Muttermund untersucht, welcher sich während der Fahrt um 2 cm geöffnet hatte. So, dann hieß es gleich mal dableiben! Mittlerweile nahm ich es gelassen. Auf der Station begrüßten sie mich mit "Hi, auch mal wieder da?" Ich ging in mein altes Zimmer und schmiss die Glotze an. Irgendwann abends bekam ich eine Zimmernachbarin, mit der ich mich dann noch ewig unterhalten habe. Ungefähr um 1.00 Uhr verlangte ich ein CTG, welches gute Wehen in zweiminütigen Abständen anzeigte. Die Schmerzen wurden unerträglich, als ich innerhalb von 30 Sekunden vom 12. in den 3. Stock verlegt wurde. Ich hab gar nicht bemerkt, wie viele Menschen auf einmal um mich rum standen. Ich bekam wieder irgendetwas gespritzt und jemand untersuchte meinen Muttermund. "Unverändert", hörte ich noch, als ich spürte, wie es warm zwischen meinen Beinen wurde. Dabei dachte ich mir nix Böses. Nach einer Stunde kam ich wieder zu mir, sah einen Tropf und vor mir eine giftige Hebamme. "Immer in der Nacht, und auch noch Wunschkaiserschnitt...", maulte sie „... die bleibt jetzt am Tropf!" Am liebsten hätte ich ihr, na ja, lassen wir das. Ich hatte immer noch Wehen und starke Schmerzen, aber solang sich am Muttermund nix tut, "... bleibt der drin", hatte sie mir noch ‚freundlich' erklärt. Es war Freitag, der 25.04.08 um 8.00 Uhr, als ich wieder auf die Station zurückgebracht wurde. Die Zeit von da an hab ich nur noch bruchstückhaft in Erinnerung. Ich stand auf allen Vieren im Bett und veratmete, was das Zeug hielt. Schmerzmittel, Wehenhemmer und Valium, was ich alles inne hatte, vernebelte meine Sinne, ich war unfähig, jemanden zu rufen. Meine Bettnachbarin holte letztendlich den Arzt, der Visite machte. Der kam erst mal rein, sah mich, und sagte: „Oha, da weht aber jemand ganz schön.“ Blöder Depp, nix anderes zeigte ihm mein Dauer-CTG. Er rief die Hebamme, sie möge nochmal den Muttermund untersuchen. „Unverändert, huch, was ist das denn? Wie lange haben sie das schon?“ Sie deutete auf die paar Tropfen Flüssigkeit, die raus kamen, als sie ihre Finger raus zog. Ich sagte nur so nebenbei: „Ja, kann ja mal passieren, oder?“ War ich narrert, pflaumt die mich auch noch wegen meines Ausflusses an. Dann nahm sie einen PH-Streifen und bestrich ihn damit, es war eindeutig Fruchtwasser. In diesem Augenblick schickte ich ein Stoßgebet zum Himmel und dankte meinem Baby, denn er hatte uns beide mit einem hohen Blasensprung erlöst. Plötzlich ging alles ganz schnell. Mein Mann kam, wir wurden in den Kreißsaal gebracht und bekamen unsere OP-Kleidung. Unten angekommen dann die Meldung, alle OPs wären belegt, wir müssten warten. Außerdem müsse man eh noch einen Test machen, um zu sehen, woher das Fruchtwasser kam und ob es überhaupt welches war, da brach ich zusammen. Ich hab allen Ernstes noch nie so geheult. Mein Baby will raus, verdammt, checkt ihr das nicht? Er rutschte nur einfach nicht in mein Becken, sonst wäre er schon längst draußen. Die blöde Ärztin reagierte mit einem "Huch, Sie sind aber schon ein wenig sensibel!" Wenn ich gekonnt hätte, wäre ich ihr mit meinem nackten Hintern ins Gesicht gesprungen. Zum Glück sagte dann die Hebamme: "Nee, das ist die Frau L., ich kenne ihre Geschichte." Na vielen Dank.

Die folgende Untersuchung war ungelogen die größte Demütigung meines Lebens. Ich lag auf diesem Bett und die komischen Stiegen wurden nach oben geklappt. Ich war viel zu klein für das Teil, nichts desto trotz wurden meine Füße da rein geschnallt. Ich kam mir vor wie ein Pferd, das man irgendwo hin schnallte. Mein Hintern hing mindestens 10 cm über dem Bett und die Beine waren so weit auseinander, dass es sogar mir extrem weh tat und das nach über 10 Jahren Ballett. Ich heulte und betete, schrie den Himmel an vor Schmerzen. Es stellte sich heraus, dass es tatsächlich Fruchtwasser von einem hohen Blasensprung war.

Jetzt waren wir endlich dran. Nachdem man mich über die Narkose unterrichtete, wurde ich in den OP geschoben. Ich hatte keine Angst, nur hoffte ich, dass mir nicht schlecht werden würde. Ich wurde auf den OP-Tisch verlegt und musste mich aufsetzen und einen Buckel machen. Die Hebamme hielt mein Händchen, während die Anästhesisten an meinem Rücken rum popelten. „So, jetzt wird es kurz pieken!", ich hab aber nichts gemerkt, „... also erster Versuch hat nicht funktioniert", hieß es. Na gut, ich hab eh nix gespürt. Aber jetzt kam der Alptraum, mir fuhr es mit aller Wucht knallheiß in die rechte Pobacke und mein Bein schlug wie ferngesteuert aus. Ich stieß einen Schrei aus und dachte „Nein, das war's mit meinem Bein, jetzt ist es gelähmt." Es wurde aber nur ein Nerv getroffen, alles halb so wild. Zum Glück saß der dritte Versuch und ich spürte, wie alles ganz heiß wurde. Ich durfte mich hinlegen und der Vorhang wurde gespannt, meine Arme festgeschnallt und an die Gerätschaften angeschlossen. Ich beobachtete den Arzt, wie er sein OP-Besteck auftischte. Nicht schlecht, staunte ich, als mir plötzlich unheimlich übel und schwindelig wurde. Alles was ich raus brachte war „Äh, also das ist jetzt...!" und schon wurde mir was gespritzt, was es schlagartig besser machte. Das Mittel bekam ich nun etwa alle 30 Sekunden gespritzt. Es wurde noch der Fühltest gemacht und als man sicherstellte, dass ich taub war, ging's los. „Was bekomme ich, wenn ich der Katze, also meinem Tattoo an der Leiste, nicht den Schwanz abschneide?" „Dann gebe ich eine Runde aus." Alle waren so nett und lustig, ich kam mir eher vor wie im Bierzelt als im OP. Dann wartete ich, bis sich was tat. Plötzlich stand mein Mann an meiner Seite und bekam ein schreiendes Bündelchen in die Arme. Ich konnte es kaum fassen. Es hat ja noch nicht mal geruckelt und gezuckelt. Nun sah ich meinen Sohn und die Tränen liefen. Ich durfte ihn noch eine Zeit lang betrachten, bis mein Mann mit ihm zur Untersuchung ging. Ich bekam mitgeteilt, dass mein Sohn 46 cm groß und 2850 Gramm schwer war, also doch winzig. Wo waren da die 3,5 kg, die man mir ankündigte? 10 Minuten danach und ich schwöre, es war nicht länger, hieß es "Fertig!", was ich kaum glauben konnte.

Nun wurde ich in den Kreißsaal zu meinen Männern gebracht, bekam mein Baby sofort in den Arm und konnte ihn anlegen. Ich war unendlich glücklich mit dem schönsten und vor allem kerngesunden Baby im Arm. Drei Stunden vergingen, die wir alleine zu dritt im Kreißsaal waren. Um circa 1.00 Uhr nachts wurden wir nach oben gebracht und durften schlafen. Na ja, schlafen war eher nicht drin.

Am nächsten Morgen hieß es dann aufstehen. Ich muss zugeben, es war übel. Die Schmerzen haben es in sich und natürlich ist einem echt schwindelig, also nicht nach unten sehen. Vom ersten Aufstehen an aber, war ich selbständig. Ich machte alles selbst und kam prima zurecht. Leider musste ich nach drei Tagen abstillen, da ich einen Milchstau und eine Brustentzündung hatte. Im Vergleich zu den Schmerzen, waren die davor ein Witz. Ich hatte im Ernst noch nie solche Schmerzen und ich dachte, mir platzen die Brüste. Dadurch vergaß ich die Schmerzen durch den Kaiserschnitt. Nach fünf Tagen durfte ich nach Hause und nach zwei Wochen hatte ich keine Schmerzen mehr, weder in der Brust, noch im Bauch.

Wieder Kaiserschnitt? Ja. Für diese, ganze furchtbare Zeit wurde ich mit einem gesunden, hübschen und unglaublich braven Baby entschädigt. Außerdem hatte ich nach drei Wochen bereits meine alte Figur zurück. Fazit: In meinem Fall war der Kaiserschnitt im Vergleich zu dem, was ich vorher und nachher durchstand, eine Spazierfahrt.

Sollte ich nochmal ein Baby kriegen, wird es wieder ein Kaiserschnitt. Jeder sollte es für sich entscheiden und abwägen, was in seinem Fall für Kind und Mutter das Beste ist. Man sollte aber nicht vergessen, dass der Kaiserschnitt eben eine große Bauchoperation ist, die man nicht auf die leichte Schulter nehmen sollte.

Claudia, 29 Jahre, Erzieherin aus Schleswig-Holstein
2 Töchter und 1 Sohn, Kaiserschnitt im Januar 2003,
März 2008 und September 2009

„Freude, Nachwehen, glücklich, Angst"

Gründe Der erste Kaiserschnitt war im Januar 2003 aufgrund einer Beckenendlage bei meiner Tochter, der zweite im März 2008 – da habe ich mich dazu entschieden, weil man ja sagt, man bekomme durch eine natürliche Geburt ein engeres Verhältnis zum Kind und ich wollte keinen so extremen Unterschied, zudem hatte ich nicht das Gefühl, mein Partner könnte mich dabei gut unterstützen. Kaiserschnitt Nummer Drei war im September 2009, die zweite und dritte Schwangerschaft lagen so dicht beieinander, dass es ein Kaiserschnitt sein musste.

Umfeld Ich habe das Thema nur in meiner Familie angesprochen, aber die haben nichts dagegen gesagt. Es ist ja auch meine Entscheidung und die stand da schon fest.

Bonding Alles verlief super, ich konnte meine Kinder alle drei gleich annehmen und es war überhaupt kein Problem. Ich hatte meine Kinder aber auch ständig bei mir, auf dem Bauch liegend oder im Arm. Ich habe sie nur wenn nötig ins Schwesternzimmer abgegeben. Ich denke damit baut sich auch eine gute Bindung auf, zumindest war es so bei mir.

Geburtsbericht Die Geburt meines Sohnes – September 2009
Es war ein geplanter Kaiserschnitt. Wir fuhren morgens ins Krankenhaus, dort wurde nochmal ein Ultraschall gemacht, zum

Glück, denn ich wollte immer wissen, welches Geschlecht das Zwerglein denn nun hat. Meine Frauenärztin konnte es nicht sagen, doch in der Klinik sah man es - ein Junge. Ich habe die ganze Zeit gedacht, es wäre ein Mädchen, aber ich hab mich auf beides einstellen müssen. Gut, ich zurück in den Kreißsaal, die frohe Botschaft erst mal verkündet. Dann sollte ich mich soweit fertig machen, OP-Hemdchen an und einen Bademantel, dann diesen ekeligen Trunk trinken. Ich wurde in den OP gebracht, wo ich erst mal 15 Minuten auf die Ärzte warten musste, dann hatte ich schon so ein mulmiges Gefühl. Die Ärzte kamen endlich und der Anästhesist setzte mir die Spinale. Sie machten alles fertig, legten mich auf den OP-Tisch, aber ich merkte nicht, dass die Narkose wirkte. „Hm, das war doch bei den beiden Anderen ganz anders, ok schon komisch, aber mal abwarten.", dachte ich noch so bei mir. Dann dieser Test vom Arzt, der mir mit einem kalten Gegenstand am Arm drückte, ich sollte sagen ob ich es merke und wie es sich anfühlt, dasselbe auf dem Bauch. Eigentlich sollte man nur den Druck merken, aber ich hab sogar das Kalte gespürt und ich konnte meine Füße noch anheben. In mir stieg die Angst, das war das, was ich nicht wollte, ich wusste was jetzt als nächstes kommt. Die Hebamme hat mir noch lieb zugesprochen: „Wir warten noch kurz, aber wenn die 20 Minuten um sind, müssen wir was anderes machen.", hieß es. Ja ja, mir war klar, was dann käme. Ich schaute immer zur Uhr *dong*, die 20 Minuten waren um. Dann wurde mir noch mal in den Bauch mit einem spitzen Gegenstand gezwickt, wie sich später rausstellte, war es eine Pinzette. Ich hatte solche Angst, dass sie nun einfach anfangen würden, an mir rum zu schneiden. Ich hab geschrien, aua, das tat weh! Dann kam die Narkosemaske und ich konnte nur noch heulen, atmete drei Mal ein und mehr weiß ich nicht. Im Aufwachraum weckte mich eine unfreundliche Schwester. Sie: „Nun hören sie endlich mal auf zu heulen oder wollen sie ihr Kind gar nicht sehen?" Ich: „Wo ist meine

Brille? Wie spät ist es und wo ist mein Baby?" Sie: „Hier ihre Brille und wir haben es 10.17 Uhr!" Oh Gott, so spät, dachte ich, das letzte Mal als ich auf die Uhr gesehen hatte, war es 8.15 Uhr. Mein Baby ist schon zwei Stunden alt und ich weiß nicht wie es aussieht. Dann rief die Schwester auf der Station an, dass ich nun nach oben komme. Ich wurde hoch gefahren, doch im Zimmer angekommen war Keiner, kein Baby, keine Mutter oder meine Geschwister – Angst. Was ist los? Wo sind sie alle?

Dann kamen meine Mutter und eine Krankenschwester. „Ihr Baby atmet noch sehr schlecht, wir müssen ihn überwachen." Dann war Schichtwechsel, eine andere Schwester kam zu mir und fragte mich wo denn mein Baby sei. Ich meinte, dass er zur Überwachung im Kinderzimmer ist. „Warten sie mal, ich hole ihnen ihr Baby. Es braucht doch auch die Mama!" Oh danke, es war so ein blödes Gefühl nicht zu ihm gehen zu können, doch auch das wurde von Tag zu Tag besser.

Wieder Kaiserschnitt? Bei einem weiteren Kind wäre das Risiko zu groß, dass die Narbe reißt, es müsste daher ohnehin ein Kaiserschnitt gemacht werden.

Doreen, 23 Jahre, Krankenpflegehelferin in Fortbildung zur Altenpflegerin aus Sachsen

1 Tochter, Kaiserschnitt im März 2010

„herzergreifend, wunderschön, unbeschreiblich“

Gründe Ich hatte vor allem Angst vor den Wehen! Ich wusste was Wehen waren und hinzu kam die Angst vor dem bangen Warten, bis die Maus endlich da wäre.

Umfeld Ich war damals schon im Krankenhaus und konnte mir daher keine Meinungen mehr einholen!

Bonding Mein Baby war erst bei seinem Papa und als ich vom Aufwachraum kam, legte man mir sie circa 1 1/2 Stunden auf die Brust. Es war unbeschreiblich!

Geburtsbericht Es war wunderschön. Ich war am 06. und 07.03.2010 schon mal im Krankenhaus, weil ich dachte, es würde los gehen. Nichts war, trotz Wehentropf, so bin ich eben nochmal heim. Am 12.03. war ich zum letzten Mal bei meiner Frauenärztin bestellt. Dort erhielt ich dann eine Einweisung für Montag, den 15.03., man dachte ja bis dahin passiert noch etwas, aber so sollte es nicht sein. Es wurde bei der Ärztin wieder ein CTG geschrieben, wo nichts an Wehen zu erkennen war und eben die normalen Untersuchungen. Als wir wieder zu Hause ankamen, haben mein Mann und ich wahnsinnig lange und tiefgründige Gespräche geführt, was wohl an dem 15.03. auf mich und uns zukommen und wie unser Kind auf die Welt kommen wird. Ich habe wahnsinnig viel geweint, weil man mir mein Kind einfach so aus dem Bauch stehlen wollte. Ich war ja bis zuletzt der Meinung, wenn sie noch nicht will, ist sie noch nicht soweit, na ja, wir wollten abwarten, doch in der Nacht zum Montag, fasste ich einen Entschluss. Wenn man die Kleine schon so abrupt aus ihrer Wohnung holt, dann soll es für sie und mich so schonend wie möglich ablaufen. Ich war mir sicher - ich will diesen Kaiserschnitt. Meine größte Angst war, dass die Ärzte das ablehnen, weil vielleicht die Kasse es nicht bezahlt oder weil es ja Mutter und Kind gut geht oder eben aus einem anderen Grund. Na ja, Montag früh um 9.00 Uhr sollte ich im Krankenhaus sein, die Nacht war so unruhig, ich habe mich nur hin und her gewälzt. Aber der Tag nahm seinen Lauf. Auf Station angekommen, ging es erst mal ab zum CTG und zur gynäkologischen Untersuchung. Dort stellte man fest, dass meine Kleine noch nicht mal ins Becken gerutscht war. Außerdem schätzte man sie auf circa 3600 Gramm, so sollte es aber nicht wirklich sein. In den nächsten Stunden klärten mich die Ärzte auf, keiner sagte etwas gegen den Kaiserschnitt. Im Gegenteil, sie stimmten zu und sagten, wenn Sie es so wollen, ok. Mein Mann war noch lange bei mir, der Kaiserschnitt stand nun fest für den 16.03.2010 um 14.00 Uhr. Die Nacht verlief wieder sehr unruhig, es sollte die letzte sein, die ich alleine war. Am nächsten Morgen - ab zum CTG, OP-Vorbereitungen, die blöden Kompressionsstrümpfe anziehen und diese ekelige Rasur, aber es sollte noch schlimmer kommen. Das war ja nur der Anfang. Nachdem man mir gesagt hatte, es könnte passieren, dass es eher los geht, rief ich meinen Mann auf Arbeit an. Er kam gegen 9.00 Uhr, das Warten begann und wir warteten tatsächlich bis 13.45 Uhr. Wir waren beide ab 13.00 Uhr völlig runter mit den Nerven. Mein Mann wurde immer weißer um die Nase und ich war ohnehin aufgeregt. Um 13.45 Uhr holte man uns, ich in meinem schicken Flatterhemd und OP-Haube und mein Mann so. Ich wurde in den Vorbereitungsraum geschoben, umgelagert und an Geräte angeschlossen. Dann kam die PDA, der Stich war nicht weiter schlimm, aber das Rumgefummel dahinten und das Drücken, es war ekelig aber auszuhalten. Als die Narkose wirkte, ich gut verpackt und der Arzt schon fast am Schnippeln war, setzten sie mir meinen Mann ans Kopfende. Ich hatte ein wenig mit der Luft zu kämpfen, mit den Tränen und war einfach fix und alle, die Ärzte setzten dann zum Schnitt an. Es muss wohl heftig gespritzt haben. Und schon war die Kleine da, es war 14.46 Uhr und es ging ab zum Kinderarzt, Schatz hinterher und ich heulte los, weil ich sie schreien gehört hab. Drei Minuten später war sie dann schon auf meiner Brust. Anschließend ist sie mit dem Papa in den Vaterraum zum Kuscheln gebracht worden. Ich unterhielt mich mit der Ärztin an meinem Kopf, ich konnte es nicht glauben und heulte nebenbei fürchterlich, die Ärztin schaffte es kaum mich zu beruhigen. Als dann wieder alles zu war, kam ich in den Aufwachraum, die Narkose ließ ganz langsam nach und der ganze Körper krabbelte so fürchterlich. Gegen 16.20 Uhr wurde ich wieder in mein Zimmer geschoben, dort brachte man mir dann auch gleich die Kleine und wir konnten zu Dritt die ersten zwei Stunden genießen. Es war so toll.

Wieder Kaiserschnitt? Ja - Die Schmerzen waren erträglich, mein Mann war dabei, alles war sehr unkompliziert. Den Kaiserschnitt würde ich jederzeit wieder machen lassen.

Samira, 28 Jahre, Hausfrau aus Baden-Württemberg

1 Sohn, Kaiserschnitt im Oktober 2008

„aufregend, unglaubliche Emotion, Angst“

Gründe Ich wollte nie eine natürliche Geburt, da ich mir einfach nicht vorstellen konnte, schreiend im Kreißsaal zu liegen, für meinen Mann stellte ich es mir auch angenehmer vor. Bei einem Kaiserschnitt wird man zudem direkt ausgeschabt und der Wochenfluss ist nicht so stark und lang. Hinzu kam, dass der Kopf meines Sohnes zu groß für mein Becken war.

Umfeld „Andere Frauen haben es auch schon normal geschafft, dann wirst du es auch schaffen. Es ist das schönste Gefühl, dass es gibt!“ - Solche Aussagen bekam ich zu hören. Meine Schwiegermutter war völlig entsetzt und konnte es überhaupt nicht verstehen, dass ich einen Kaiserschnitt wollte.

Bonding Es waren die schönsten Stunden meines Lebens! Ich bin aufgewacht, in den Kreißsaal geschoben worden und ab da war er bei mir gelegen und hat mit uns gekuschelt.

Geburtsbericht Ich sollte um 7.45 Uhr im Krankenhaus sein. Dort wurden wir in den Kreißsaal gebracht und ich sollte das schicke Krankenhaushemdchen anziehen. Kurz darauf kam eine Hebamme, die mich wieder in einen anderen Raum brachte, weil auf der Station gerade die Hölle los war und sie alle Räume brauchten. Gegen 8.30 Uhr wurde dann die Kanüle gelegt, wobei ich schon fast zusammen gebrochen bin. Dann bekam ich ein paar Infusionen, damit ich nicht austrocknete, wie die Hebamme so schön sagte. Um 8.45 Uhr bin ich dann in den OP Vorraum geschoben worden und mein Mann wurde in einen Nebenraum zum Umziehen geschickt. Dort erklärte man mir, dass ich jetzt im OP drinnen einen schönen Katzenbuckel machen soll, dann lokal betäubt werde und die Spinale gesetzt wird. Die Anästhesistin hat dann circa fünf Mal versucht, mir die Spinale zu setzen, aber irgendwie schaffte sie es nicht. Daraufhin meinte sie, sie müsse jetzt erst mal die Oberärztin holen. Diese kam dann auch ganz prompt und es klappte direkt beim ersten Mal bei Ihr! Dann sollte ich mich hinlegen, doch ich merkte wie mir schlecht wurde und ich musste mich übergeben. Das war wirklich ein sehr komisches Gefühl. Dann sagte eine OP-Schwester zu mir, ich solle doch bitte meinen Arm wieder auf die Ablage legen, doch ich spürte ihn nicht mehr. Plötzlich spürte ich nur noch, wie es mir die Luft abschnürte.

Ich bekam einfach keine Luft mehr und hatte das Gefühl, ich ersticke, ich konnte nur noch bis zum Kehlkopf einatmen. Die Schwestern meinten, ich solle keine Panik bekommen, man würde an den Geräten sehen, dass ich normal atme. Doch das schaffte ich nicht. Ich hörte nur noch wie jemand sagte, es wäre besser, wenn der Mann jetzt nicht hier rein kommen würde. Dann bin ich erst um circa 11.00 Uhr im Aufwachraum wieder zu mir gekommen. Im Nachhinein bin ich froh, dass ich nicht dabei war. Als Erstes hätte ich so viel Fruchtwasser gehabt, dass, als sie mich aufgeschnitten haben, alles weit heraus gespritzt ist. Dann wollte mein kleiner Schatz nicht heraus. Er hatte sich so im oberen Teil der Gebärmutter festgesetzt, dass sie sogar noch einen zweiten Arzt dazu holen mussten, auch das hat nicht geholfen, sie mussten ihn am Hintern mit der Zange nehmen und herausziehen. Um 10.07 Uhr war er dann endlich auf der Welt, allerdings war er total blau angelaufen und wollte nicht atmen. Sie haben ihn dann reanimieren müssen. Nach zehn Minuten war er dann aber wieder topfit.

Mein Mann war dann die ganze Zeit bei unserm Sohn. Es ist ja auch nicht schön, wenn man einfach so aus seiner gemütlichen Höhle heraus gerissen wird.

Als ich dann um kurz nach 11 in den Kreißsaal geschoben worden bin, habe ich ihn gleich auf die Brust gelegt bekommen. Oh man, wir haben dann sowas von geheult, aber ich war so glücklich und so stolz, wie noch nie in meinem ganzen Leben davor. Dort wurde er dann gewogen und vermessen. 3850 Gramm, 52 cm und einen Kopfumfang von 38 cm. Mir ging es auch gleich wieder super. Gegen Abend, so gegen 18.00 Uhr konnte ich wieder aufstehen und am nächsten Tag wieder ganz normal durch die Gegend laufen. Als dann mein Frauenarzt zu mir kam und erklärte wie es war, war ich total geschockt. Er meinte die Spinale wäre viel zu hoch gesetzt worden und wahrscheinlich auch zu hoch dosiert gewesen. Demnach war mein ganzer Körper, bis auf den Kopf, betäubt. Daher kam auch das Erstickungsgefühl. Er meinte auch, dass eine normale Geburt unmöglich gewesen wäre, so wie mein Sohn drinnen gelegen ist.

Wieder Kaiserschnitt? Falls ich nochmal einen kleinen Keks bekomme und einen Kaiserschnitt brauche, dann gleich in Vollnarkose. Ich liebe meinen Schatz trotzdem. Mir fehlt auch kein Geburtserlebnis. Ich bin einfach nur froh und glücklich, dass er jetzt bei uns ist!

Linda, 32 Jahre, Diplom-Kauffrau aus Dänemark

1 Tochter, Kaiserschnitt im September 2008

„sauber, kontrollierter und vorhersehbarer Ablauf, ergreifend, schmerzhaft im Nachhinein"

Gründe Panik vor der natürlichen Geburt! Hintergrund war die Aussage eines Gynäkologen, nach einer Untersuchung in sehr jungen Jahren, dass es aufgrund meines Körperbaues, in Bezug auf mein Becken, mein inneres Becken und die Knochenstellung in diesem Bereich, höchstwahrscheinlich sehr schwierig mit einer natürlichen Geburt werden würde und eher ein Kaiserschnitt angepeilt werden sollte. Diese Aussage hat sich festgesetzt bei mir und verhinderte so eine positive Einstellung zur natürlichen Geburt bei mir. Ich traue seither meinem Körper schlicht und einfach nicht zu, ein Kind auf traditionellem Weg entbinden zu können und bin mir zu 100 Prozent sicher, dass der Versuch in einer äußerst schmerzvollen Katastrophe oder in einem akuten Kaiserschnitt enden würde. Darüber hinaus bin ich sehr schmerzempfindlich und kann mir auch aus diesem Grund schon eine natürliche Geburt nicht vorstellen. Der nicht vorhersehbare Ablauf bei einer natürlichen Geburt behagt mir ebenfalls nicht.

Umfeld Ich habe mich sehr bedeckt gehalten und die Entscheidung zum Wunschkaiserschnitt nur sehr, sehr wenigen engen Vertrauten mitgeteilt, von denen ich wusste, dass sie meine Entscheidung respektieren und mich nicht angreifen oder in weitere Diskussionen hineinziehen würden. Viele negative Diskussionen, weit im Vorfeld meiner Entscheidung, hatten mich bereits mürbe gemacht und zu viel Kraft gekostet. Die endgültige Entscheidung zum Wunschkaiserschnitt fällte ich erst gegen Ende der Schwangerschaft. Zu diesem Zeitpunkt war ich emotional bereits äußerst empfindlich und konnte keine weiteren Diskussionen oder Horrorgeschichten über Bauchoperationen mehr hören. Auch im Nachhinein verschleierte ich das Thema der Einfachheit halber weiterhin und ließ viele Personen aus meinem Umfeld im Glauben, dass eine ‚halbe medizinische Indikation' vorlag.

Da ich bereits vor Jahren festgestellt hatte, dass das Thema sehr viele negative Reaktionen hervorruft, weigere ich mich auch zukünftig, weitere Kräfte an sogenannte Wunschkaiserschnittgegner sinnlos zu verschwenden. Es geht ja schließlich niemanden etwas an, für was man sich als Familie entscheidet.

Bonding Ich hatte von eventuellen negativen Effekten eines Kaiserschnittes auf das Bonding gehört, da für mich eine natürliche Geburt aber nicht in Frage kam, musste ich dieses ja im Fall der Fälle in Kauf nehmen. Wäre es hier zu Problemen gekommen, war ich fest dazu entschlossen, diese anderweitig auszugleichen.

In Dänemark nimmt an einem Kaiserschnitt immer eine sogenannte „Kaiserschnitt-Hebamme" teil, die dafür sorgen soll, dass auch Kaiserschnitt-Eltern die Geburt positiv erleben können. Gleichzeitig sorgt sie dafür, dass das Bonding, trotz der diesbezüglichen Restriktionen bei einem Kaiserschnitt, ebenfalls so natürlich als möglich ablaufen kann. Ich hatte daher vollstes Vertrauen, dass wir unter den gegebenen Umständen ein bestmögliches Bonding erzielen werden. Mein Baby wurde direkt nach der Geburt in einem Untersuchungs- und Wärmebettchen untersucht, gesäubert und eingewickelt. Dieses Bettchen stand nur knapp einen Meter neben mir und während ich genäht wurde, konnte ich der Kaiserschnitt-Hebamme sowie meinem Freund zusehen, die das Baby in diesen ersten Minuten gemeinsam versorgten. Es war für mich überaus wichtig, dass ich mein Baby direkt nach der Geburt sofort sehen konnte, dass ich alles mit verfolgen konnte, dass es die Geburt gut überstanden hat, dass es schreit und sich bewegt, dass der Apgarwert stimmt und dass alles ist, wie es sein soll. Für mich war zweitrangig, mein Baby schmierig und direkt aus dem Bauch an meine Brust gelegt zu bekommen, daher fehlte mir in diesem Bereich durch den Kaiserschnitt auch nichts. Ich bekam mein Baby dann direkt nach der kurzen Untersuchung, die in meinem Sichtfeld stattfand, an mein Gesicht gehalten und kurz darauf im Überwachungsraum auf die Brust gelegt.

Das Stillen tat weh – alle möglichen Stillpositionen waren aufgrund der Narbenschmerzen etwas schmerzhaft. Der Kaiserschnitt hat mich allgemein in der Babypflege eingeschränkt in den ersten Tagen. Außerdem war der Saugdrang meines Babys nicht ausgeprägt genug, so dass wir den Milcheinschuss maschinell hervorrufen mussten. Das wird ja auch gerne dem Kaiserschnitt zugeschrieben – es könnte aber auch einfach an meiner Brustwarzenform gelegen haben. Nach wenigen Wochen Eingewöhnungszeit war das Stillen aber kein Problem mehr.

Geburtsbericht Am 08.09.2008 kam unsere Tochter auf die Welt - per Wunschkaiserschnitt. Sie wurde um 8.49 Uhr per Kaiserschnitt geholt, wog 3550 Gramm und war 53 cm groß. Sie war wunderhübsch, das perfekteste Wesen der Welt! Mit ihrer Geburt zog die Sonne für immer in unser Leben ein!

Die Entscheidung für einen Wunschkaiserschnitt war alles andere als einfach. Die allgemeine negative Haltung zu einem freiwilligen Kaiserschnitt, trotz Erklärung meiner Beweggründe, hatte mich oftmals verunsichert und traurig gemacht. Ich hatte jedoch stets gefühlt, dass es für mich die richtige Entscheidung sein würde und hatte daher trotz Verunsicherung durch mein Umfeld auch daran festgehalten. Damit ging es mir die letzten Schwangerschaftswochen auch sehr gut, nachdem ich vor dieser wichtigen Entscheidung doch viele schlaflose Nächte mit Ängsten und Panik vor einer komplizierten Geburt verbracht hatte. Der Termin rückte immer näher und ich hatte natürlich auch Angst vor dem Kaiserschnitt. Schließlich wusste ich, dass ein Kaiserschnitt ebenfalls nicht gerade ein Spaziergang ist und dass man genauso mit einigen Schmerzen und Beschwerden rechnen muss, die eben im Nachhinein der Geburt aufkommen können. Am liebsten hätte ich Variante drei gewählt: Die völlig schmerzfreie Geburt! Ich freute mich jedoch nach der Entscheidung Wunschkaiserschnitt auch sehr auf meinen Termin. Der Termin wurde nur sechs Tage vor dem rechnerischen Geburtstermin angesetzt. Ich lebe in Dänemark und hier wird ein geplanter Kaiserschnitt erst in der Woche vor dem errechneten Geburtstermin vorgenommen. Das können also ein bis sechs Tage vor dem errechneten Termin sein. Man möchte das Baby so lange als möglich im Bauch seiner Mutter reifen lassen. Eher wird riskiert, dass die Wehen vorher eintreten und der Kaiserschnitt dann spontan vorgenommen werden muss. Die Nacht vor der Geburt schlief ich nicht gut. Abends zuvor weinte ich schon einmal ein bisschen, weil ich bereits so ergriffen und gerührt war von unserem bevorstehenden, großen Ereignis. Ich hatte Angst vor dem Unbekannten und war auch etwas in Sorge, ob mit unserer Süßen alles in Ordnung ist. Der Termin war gleich für morgens angesetzt. Um 7.10 Uhr sollten wir im Krankenhaus sein. Wir waren in der Woche zuvor beim Informationstermin darüber aufgeklärt worden, dass wir in dieser Woche der einzige geplante Kaiserschnitt seien und daher wahrscheinlich sofort dran kämen. Im Krankenhaus wurden wir sehr freundlich empfangen, was mich beruhigte. Ich sollte mich sofort umziehen und bekam von der Hebamme Hilfe beim Anziehen der Thrombosestrümpfe. In einer Viertelstunde sollte ich bereits abgeholt werden. Das ging mir alles viel zu schnell. Ich war doch noch gar nicht soweit! Ob man für ein solches Ereignis jemals wirklich soweit sein kann? Aufgrund der Hormone und der großen Anspannung musste ich daher gleich schon mal ein bisschen weinen. Pünktlich kam der „Porteur", wie das hier in Dänemark genannt wird, und fuhr mich in einen top modernen und ganz neuen Operationssaal. Wegen der Anspannung setzte da schon ein heftiger Schüttelfrost bei mir ein. Ich versuchte ständig, das Zittern in den Griff zu bekommen.

Im Operationssaal wuselten bereits ganz viele grüne Menschen herum, die sich alle einzeln bei mir vorstellten. Sie waren sehr nett zu mir und versuchten, mich Angsthasen etwas zu entspannen, was ihnen allerdings nicht sonderlich gut gelang. Aber die Stimmung war nett und das half mir sehr. Ich bekam den Tropf gelegt und betrachtete die vielen Beobachtungsinstrumente um mich herum. Die beiden Operationsärzte begrüßten mich bei ihrer Ankunft und stellten sich ebenfalls bei mir vor. Sie sahen sehr vertrauenerweckend aus. Er herrschte gute Laune und Routinestimmung im OP-Team. Mir war es ein bisschen peinlich, dass ich so unkontrolliert zitterte, aber das Team beruhigte mich mit der Aussage, dass es wohl vielen Frauen so ginge. Ich versuchte wirklich mich zusammenzunehmen, aber das glückte einfach nicht. Gott sei Dank war mein Freund bei mir, der mich beruhigte und meine Hand hielt.

Alle sprachen dänisch. Da ich erst zwei Jahre in Dänemark wohnte, verstand ich aufgrund meiner Aufregung nur die Hälfte. Ich musste oft zwei bis drei Mal angesprochen werden, bevor ich etwas verstand und sinnvoll antworten konnte. Daher schimpfte ich darüber, dass die Geburt zu allem Übel auch noch auf Dänisch vorgehen musste. Das OP-Team fragte mich belustigt, in welcher Sprache ich die Operation denn gerne hätte. Bei meiner Antwort „Deutsch" lachte das Team, musste aber leider passen. Munter setzten die grünen Männchen ihre

Vorbereitungen fort. Ich bekam zuerst eine lokale Betäubungsspritze und danach die Spinale. Die Spritze der lokalen Betäubung empfand ich kurz als unangenehm, während ich die Spinale schon nicht mehr spürte. Die Spinale wirkte äußerst schnell bei mir und im Nachhinein auch sehr lange. Ich konnte aber gerade noch mithelfen, mich wieder richtig auf den Rücken zu legen, bevor meine Beine ganz „weg waren". Das Kälteempfinden und teilweise auch das komplette Berührungsempfinden waren sehr schnell verschwunden. Der Arzt fragte mich: „Merkst Du etwas Kaltes?" *(in Dänemark duzen sich alle)*

Ich wartete schweigend, dass er mir irgendetwas auf die Haut drückte, es passierte jedoch nichts. Kurz darauf fragte der Arzt nochmal etwas lauter und mit Nachdruck „Hallo? Merkst Du denn etwas Kaltes?" Ich: „Ach, ich soll schon was spüren? Hältst Du schon was auf meine Haut?" Damit stand fest, die Spinale war wirkungsvoll. Plötzlich bat mich der nette Anästhesist, meinen vollständigen Namen, inklusive Vor- und Nachnamen sowie mein Geburtsdatum aufzusagen. Da ich aus unzähligen Kaiserschnitt-Erfahrungsberichten bereits wusste, dass kurz vor dem ersten Schnitt meistens ein kleines Ablenkungsmanöver angesetzt wird, hatte das natürlich genau den entgegengesetzten Effekt bei mir. Ich war sofort total aufgeregt und mein Herz klopfte wie verrückt. Aufgrund dessen fiel mir auch mein voller Name plötzlich nicht mehr ein. Er war einfach weg. Das Personal half mir daraufhin freundlicherweise mit meinem Vornamen auf die Sprünge und ich rasselte den Rest mechanisch herunter. Mein Geburtsdatum sagte ich stockend und ziemlich unsicher auf, die erste Hälfte auf Englisch und die zweite auf Dänisch. Der Arzt sagte: „Du darfst das Datum auch gerne auf Deutsch sagen, das ist uns egal."

Ich antwortete: „Daran kann ich mich doch auch nicht mehr erinnern.", was zu großer Heiterkeit im OP-Saal führte. Während dieses Geplänkels ging die OP offenbar schon los und die ersten

Schnitte waren wohl bereits gesetzt. Das OP-Team arbeitete konzentriert und routiniert. Ich merkte jedenfalls nichts und entspannte mich etwas. Plötzlich sah ich, wie mein Freund sehr nervös wurde und ich spürte, wie das OP-Team in eine Art gespannte Konzentrationshaltung ging. Das vorher noch leise, muntere Geplapper verstummte. Es wurde ganz still im Raum und alle sahen auf meinen Bauch, den ich selbst aufgrund des gespannten Tuches nicht sehen konnte. Da wusste ich, dass es jetzt wirklich gleich soweit sein musste. Der nette Anästhesist fragte hektisch, ob er nicht für uns ein paar Bilder machen sollte. Dankbar drückte ihm mein Freund unsere Kamera in die Hand. Wir hätten das ansonsten mit Sicherheit vergessen.

Irgendjemand informierte mich, dass jetzt gleich fest auf meinem Bauch herumgedrückt werden würde. Ich wappnete mich. Meinem Freund liefen bereits die ersten Tränen. Das daraufhin folgende Drücken, Ruckeln und Ziehen in meiner Bauchregion war schon etwas unangenehm und ich biss die Zähne zusammen und sagte mir, dass das laut meinen Informationen ja nur eine kurze Minute dauern kann. Und schon ertönte ein lauter Schrei!

War mein Baby etwa schon da? Meinem Freund liefen nun die Tränen in Sturzbächen hinunter. Jemand aus dem OP-Team verkündete gut gelaunt: „Alles in Ordnung, das ist ein starkes Mädchen!“ Ich begann auch zu weinen, freudig, aber auch immer noch sehr ängstlich, ob auch wirklich alles in Ordnung war. Der Narkosearzt sagte, mit einem Blick auf mich: „Das ist wirklich ein richtig hübsches Mädchen!“, woraufhin ich fragte, ob er das nur zu meiner Beruhigung sagen würde. Doch das wehrte er entschieden ab: „Hör mal, ich bin ein Mann - ich sage nur das, was ich so meine.“

Gott sei Dank war der Narkosearzt männlich, denn das glaubte ich ihm daraufhin sofort. Mein Freund ging rüber zum Wärmebettchen, das bereits neben dem OP-Tisch bereitstand. Die Kaiserschnitt-

Hebamme war dort schon mit der Untersuchung und Säuberung unseres Babys zugange. Mit Stielaugen versuchte ich, rüber zu sehen, und das OP-Team verschob das Tuch ein wenig, so dass ich bequem zusehen konnte. Ich war ganz außer mir und die Tränen liefen mir über das Gesicht. Gerührt verfolgte ich die Untersuchung meines Babys. Ich sah meine kleine Tochter und das verweinte Gesicht meines Freundes und wusste endlich, dass wirklich alles in Ordnung war. Sie bekam einen Apgarwert von 10/10. Ich war grenzenlos erleichtert und einfach nur dankbar und glücklich. Währenddessen wurde ich offenbar genäht, was ich jedoch nicht spürte. Nach wenigen Minuten kam mein Freund mit unserem gesäuberten und eingewickelten Baby und hielt es mir vorsichtig hin. Die Kaiserschnitt-Hebamme wies ihn an, mir die Kleine direkt ins Gesicht zu halten, dass ich sie fühlen und riechen konnte. Ich vergoss auch erst mal ein paar meiner Tränen auf meine Tochter, was bei meinem Freund auch wieder neue Tränen der Rührung auslöste. So nahe am Wasser gebaut, kannten wir zwei uns noch gar nicht.

Das Nähen dauerte nicht besonders lange, aber ich hatte sowieso keinerlei Zeitgefühl mehr. Die von der Kaiserschnitt-Hebamme angekündigten eventuell auftretenden Nervenschmerzen in der rechten Schulter bekam ich nicht. Mir war nur etwas übel. Ich bat einmal aus Sicherheitsgründen um die Brechschale, aber es passierte nichts. Kurze Zeit später wurden wir schon in den Aufwachraum gefahren, wo ich unsere Kleine auf die Brust gelegt bekam. Sie hatte ein gestricktes Wollmützchen auf. Das Krankenhauspersonal strickte diese Mützen für Neugeborene selbst, und man durfte sein Mützchen mit Heim nehmen. Unseres war rot - unsere Kleine sah darin aus wie eine kleine, leckere Erdbeere. Die Geburt ging so schnell und war so überwältigend, dass ich die Zeit im Aufwachraum wie im Rausch erlebte. Die Spinale wirkte sehr lange bei mir. Ich musste zwei bis drei Stunden im

Aufwachraum bleiben, bis ich die Zehen wieder bewegen konnte. Ich wurde dazu angehalten, mich sofort zu melden, wenn ich Schmerzen in Höhe von 5 (bei einer Skala von 0-10) spüre, da der Schmerz dann sehr schnell zunähme und ich vorher sofort eine Schmerzspritze bekäme. Drei Mal meldete ich mich in dieser Zeit im Aufwachraum und erhielt jeweils eine Art Morphinspritze. Beim ersten Mal eine Ganze, die mich tatsächlich in einen kurzen Rauschzustand versetzte. Beim zweiten und dritten Mal bekam ich nur noch eine Halbe, damit war ich auch relativ schmerzfrei. Wir genossen unsere erste gemeinsame Zeit zu Dritt. Unsere Süße schlief und wir bewunderten sie einfach. Als ich meine Zehen endlich bewegen konnte, wurden wir auf unser Zimmer gebracht. In unserem Krankenhaus wohnten mein Freund und ich zwei Nächte zusammen in einem Einzelzimmer. Etwa fünf Stunden nach der OP stand ich das erste Mal auf, mit Hilfe meines Freundes und einer Krankenschwester. Das tat sehr weh, obwohl ich extra vorher auch nochmal eine Morphintablette bekommen hatte. Ich biss jedoch die Zähne zusammen und sagte mir „Augen zu und durch!" Ich hatte diesen Kaiserschnitt gewollt und wusste, dass ein frühes Aufstehen den weiteren Heilungsprozess begünstigt. Und vieles ist ja eine Frage der mentalen Einstellung. Also gingen wir eine kleine Tour durchs Zimmer. Die Schwester war positiv überrascht von meiner Leistung und Einstellung. Nach dieser Tour wurde der Katheter gezogen.

Im weiteren Verlauf des Tages stand ich noch mehrfach freiwillig auf. Es tat weiterhin sehr weh, ging aber jedes Mal ein wenig besser. Am Tag darauf kam der Zugang in der Hand weg und ich konnte die Thrombosestrümpfe ausziehen. Ich bat um stärkere Schmerzmittel, die über die normale, festgelegte Schmerzmedikation hinausgingen, denn das Aufstehen und Hinlegen tat mir doch immer noch sehr weh. Doch wenn ich mal aufgestanden war, ging es. Ich war relativ mobil und ging oft langsam herum. Vielleicht hätte ich im Nachhinein doch noch etwas langsamer machen und mich mehr schonen müssen. Ich wollte jedoch so gerne mit Hilfe meines Freundes unsere Kleine versorgen, also lag ich nicht allzu viel im Bett. Die Nachwehen empfand ich als unangenehm und auch schmerzhaft. Ich hatte allerdings auch viel Luft im Bauch und war froh, dass wir ein Einzelzimmer hatten. Am zweiten Tag nach der Geburt ließen die Schmerzen deutlich nach. Normalerweise wäre ich an diesem Tag auch bereits entlassen worden – das ist hier in Dänemark offensichtlich die Regel. Die restliche Schmerzmedikation hätte ich dann mit nach Hause genommen, diese bestand nach drei bis vier Tagen sowieso nur noch aus Paracetamol.

Aufgrund von Startschwierigkeiten beim Stillen blieben wir jedoch noch eine Nacht länger und nahmen die sehr professionelle Hilfe der Hebammen in Anspruch. Am dritten Tag nach der Geburt setzte, dank der professionellen Stillbetreuung, endlich der Milcheinschuss ein und das Stillen funktionierte. Daher durften wir an diesem Tag nach Hause gehen. Ich freute mich riesig, endlich mit meiner frischgebackenen, kleinen Familie zuhause in meiner gewohnten Umgebung leben und mich erholen zu können. Zuhause ließ ich es auch erst einmal langsam und vorsichtig angehen. Es funktionierte alles gut – trotz der für deutsche Verhältnisse frühen Entlassung nach dem Kaiserschnitt. Das Aufstehen und Hinlegen in unser eigenes Bett war jedoch noch eine Herausforderung. Ich war daher im Nachhinein sehr froh über die zusätzliche, dritte Nacht im Krankenhaus mit dem komfortablen, elektrisch verstellbarem Krankenhausbett. Wir haben eine Zwei-Etagen-Wohnung, so dass ich viele Treppen steigen musste. Das war etwas anstrengend, wurde aber täglich besser. Am fünften Tag setzte ich eigenhändig die Schmerzmitteldosis herunter. Ich hatte aus dem Internet von anderen Frauen gelesen, dass sie es teilweise bereits nach zwei Tagen gänzlich ohne Schmerzmedikation schafften. In meinem

Fall war das jedoch keine gute Idee. Mir ging es jedenfalls schon kurz darauf deutlich schlechter. Am gleichen Tag fuhren wir auch zu einem kurzen Routinecheck unserer Tochter ins Krankenhaus zurück. Ihr Gewicht wurde noch einmal geprüft, da sie aufgrund unserer Startschwierigkeiten beim Stillen ein bisschen zu viel abgenommen hatte. Bei der Entlassung wurde daher vorsorglich ein Nachsorgetermin angesetzt. Die Untersuchung verlief sehr positiv, sie hatte seit der Entlassung schön zugenommen und war auf einem guten Weg. Bei dieser Gelegenheit wurde auch ich von den Hebammen nach meinem Befinden befragt. Ich wurde ein bisschen ausgeschimpft, dass ich die Schmerzmitteldosis trotz vorhandener Schmerzen bereits heruntergesetzt hatte. Ich wurde ermahnt, wieder die normale Dosis zu nehmen, bis ich selbst das Gefühl hatte, diese nicht mehr zu benötigen. Die Narbenschmerzen waren nicht das Hauptproblem, jedoch hatte ich massive Brustschmerzen vom Milcheinschuss und meine Organe schoben sich an ihren Platz zurück, sodass es im Nierenbereich schmerzte und stach. Ich nahm zuhause also gleich wieder die empfohlene Dosis und daraufhin ging es mir wieder besser. In der Folgewoche konnte ich die Tabletten dann langsam heruntersetzen und war nach zwei Wochen schmerzmittelfrei. Bis zu diesem Zeitpunkt ging ich bereits spazieren, auch über längere Strecken und war ständig am Treppen laufen. Bei einem weiteren Kaiserschnitt würde ich jedoch versuchen, mich in den ersten Tagen deutlich mehr zu schonen. Ich vermute, dass mehr Schonung innerhalb der ersten Woche zu einem verbesserten Heilungsprozess führt. Selbstverständlich sollte man so früh als möglich mobil werden, aber ich denke, ich hatte „mobil werden“ missverstanden und es dabei etwas übertrieben. Ich kenne recht viele Frauen, die ihren Kaiserschnitt in Deutschland hatten und dort etwa fünf Tage im Krankenhaus einquartiert waren, wo man sich deutlich mehr schont als zuhause, und alle diese Frauen hatten nach ihrer Entlassung einen deutlich geringeren Schmerzmittelbedarf als ich.

Wieder Kaiserschnitt? Ja, denn meine Gründe liegen nach wie vor in gleicher Form vor, eine natürliche Geburt kommt weiterhin nicht in Frage. Selbst wenn der Kaiserschnitt auch viele Schmerzen bedeutet hat und in meinem Falle auch relativ lange Nachwirkungen zu spüren waren, haben wir ihn als ein sehr schönes und ergreifendes Geburtserlebnis in Erinnerung. Ich hatte es geschafft! Und das nach langen Jahren mit massiven Geburtsängsten, die bis zur Überlegung führten, ob ich aufgrund dessen wohl überhaupt ein Baby bekommen könnte. Daher war und bin ich nach wie vor sehr, sehr dankbar darüber, dass es für Frauen wie mich die Möglichkeit eines Wunschkaiserschnitts gibt. Ich würde mich nach dieser positiven Erfahrung immer wieder für eine Geburt per Kaiserschnitt entscheiden.

Katja, 30 Jahre, Diplom-Verwaltungswirtin aus Nordrhein-Westfalen
1 Sohn und 1 Tochter, Kaiserschnitt im September 2007
und im Februar 2010

„einfach, komplikationslos, ergreifend, aufregend"

Gründe Besonders große Angst hatte ich vor einem erneuten Geburtsstillstand, bedingt durch die vorangegangene traumatische Erstgeburt, vor eigenen Spätfolgen oder Komplikationen für mein Kind während einer spontanen Geburt *(z.B.: Dammriss / -schnitt, Inkontinenz, Veränderung der sexuellen Wahrnehmung, Geburtsverletzungen, Sauerstoffmangel u.v.m.)* und vor einer künstlichen Geburtseinleitung.

Umfeld Meine Familie war überraschend verständnisvoll! Entferntere Bekannte hingegen waren eher verständnislos und meinten, wie man denn auf das tolle Erlebnis einer Geburt verzichten könne.

Bonding Um das Bonding habe ich mir nie Sorgen gemacht. Tatsächlich war ich nach dem Kaiserschnitt allerdings körperlich wie auch psychisch sehr müde, so dass es mir auch nicht so viel ausmachte, als man mir meine Tochter abgenommen hat, um sie ins Wärmebettchen zu legen. Dort hat sie dann die ersten 24 Stunden ihres Lebens verbracht. Aber auch das hat an unserer innigen Beziehung nichts geändert. Sie ist doch meine Tochter, egal, wo sie ihren ersten Tag verbracht hat.

Geburtsbericht Da nun das erste Kind schon per Kaiserschnitt gekommen war und aus noch vielen anderen Gründen, habe ich mich dazu entschieden, nun eine spontane Geburt nicht erst zu versuchen und mich gleich zum Kaiserschnitt ‚angemeldet'. Um 6.30 Uhr sollte ich in der Klinik sein, der Kaiserschnitt selbst war für 8.00 Uhr vorgesehen. In der Klinik angekommen, bin ich erst mal auf Toilette. Da konnte ich kaum noch meine Tränen zurückhalten, so aufgeregt und nervös war ich. Im Kreißsaal ging's erst mal ans CTG, alles super. Danach kam ich auf mein Zimmer, wurde sofort fertig gemacht und ins Überwachungszimmer geschoben. Dort besuchten mich auch gleich schon die Anästhesisten, um mit mir alles zu besprechen. Mein Mann wurde zum Umziehen geschickt. Ich wurde dann zum OP geschoben und musste auf den OP-Tisch klettern. ‚Klettern' ist ernst gemeint, ich mit meinen kurzen Beinen und dickem Bauch kam nur mit Hilfe rauf. Dann wurde ich im Sitzen hineingeschoben. Im OP wurde der Zugang gelegt. Diesmal, im Gegensatz zum ersten Kaiserschnitt, ganz ohne Schmerzen. Dann wurde die PDA gelegt und wieder konnten die Anästhesisten meinen Beckenkamm nicht finden und waren sich unsicher, wo sie rein stechen sollten. Na toll, dafür habe ich sogar einen Erschwerniszuschlag zahlen müssen. Nun gut, die PDA lag letztendlich gut. Ich wurde hingelegt, der Blasenkatheter wurde gelegt und ich wurde desinfiziert. Dann rief der Arzt schon „Schnitt!" und erst kurz danach wurde mein Mann zu mir gelassen. Nur ein paar Minuten später, um 8.30 Uhr, war unsere Tochter auch schon auf der Welt. Ich war so erleichtert, dass ich die Tränen endlich einfach laufen ließ und da ich so bitterlich am Weinen war, blieb mein Mann noch einen Moment bei mir, bis die Hebamme mit unserer Tochter zurückkam und wir sie wieder begutachten konnten. Als sie dann wieder zum Wiegen, Messen usw. weggebracht wurde, ist mein Mann dann auch mitgegangen und ich wurde zu Ende zugenäht. Der erste Schrei unserer Tochter war schon sehr verhalten und sie musste auch mehrmals abgesaugt werden, zudem war ihr sehr kalt, so dass sie kurze Zeit später ins Wärmebettchen kam und ich sie erst am nächsten Morgen wieder bekam. Das war nicht so schön, aber sie hat sehr gut und friedlich geschlafen dort und ich war überglücklich, als ich sie am nächsten Tag endlich wieder in den Armen halten konnte. Das war nicht der schlimmste, aber der aufregendste und mit Geburt Nummer Eins der schönste Tag meines Lebens!

Wieder Kaiserschnitt? Ja, denn ich hatte schon zwei Kaiserschnitte, also läge bei einer dritten Schwangerschaft eine medizinische Indikation vor. Es war, ist und bleibt die vernünftigste Entscheidung für eine Frau in meiner Situation.

Nein, wenn ich wieder in der Situation einer ersten Schwangerschaft wäre. In einer ersten Schwangerschaft würde ich immer wieder eine spontane Geburt anstreben, sofern keine medizinische Indikation vorliegt.

Birgit, 23 Jahre, Altenpflegerin aus dem Saarland

1 Sohn, Kaiserschnitt im Februar 2010

„schmerzhaft, traurig und doch glücklich"

Gründe Ich hatte 2008 in der 39. Schwangerschaftswoche eine Totgeburt aufgrund einer Plazentainsuffizienz, weswegen ich ein Geburtstrauma erlitten habe. Die Ärzte ließen mir zwei Möglichkeiten: 1. Ich warte bis mindestens 38. Schwangerschaftswoche und lasse die Geburt einleiten oder 2. Sofort ein Kaiserschnitt in der 35. Schwangerschaftswoche. Na ja, die Wahl viel dann auf einen sofortigen Wunschkaiserschnitt in der 35. Woche, bis zur 38. konnte ich nicht warten. Ich nahm es eher in Kauf ein Frühchen zu haben, als wie ein weiteres Kind beerdigen zu müssen. Egoistisch, aber mein Kind lebte.

Umfeld Gut, alle standen voll hinter mir, befürworteten es sogar. Noch so einen Schicksalsschlag hätten wir nicht mehr überstanden! Ich wollte die Schwangerschaft einfach so schnell wie möglich hinter mich bringen.

Bonding Nach der OP durfte ich meinen Jungen nicht sehen, da er noch auf der Intensivstation lag um ihn zu beobachten. Ich konnte nicht aufstehen, mein Kreislauf und die Schmerzen waren unerträglich. Ich fühlte mich komisch, ich liebte mein Kind aber doch war es so als wenn ich doch keine Mutter geworden bin. Ich kann es nicht wirklich beschreiben. Ich wollte trotzdem unbedingt zu meinem Sohn, den ich aber erst am nächsten Mittag besuchen konnte.

Geburtsbericht Um 16.00 Uhr wurde ich für die OP vorbereitet. Mit der Spinalanästhesie gab es etwas Probleme, erst beim fünften Mal ließ sie sich mit einer kleineren Nadel stechen. Der Kaiserschnitt verlief super schnell, der Druck auf meinen Bauch war etwas unangenehm aber auszuhalten. Über das Tuch wurde mir noch gesagt, dass der Kleine einen Knoten in der Nabelschnur hatte. Der erste Schrei meines Buben war das Schönste was ich je hören durfte. Er lebte, endlich durfte ich ein lebendes Kind haben, das dachte ich mir in diesem Moment. Der Kleine wurde sofort weg gebracht und untersucht, erst danach wurde er mir kurz gezeigt und kam dann auf die Frühchen-Intensivstation. Ich lag noch circa 20 Minuten auf dem OP-Tisch und wurde wieder zu gemacht. Mein Mann, der auch dabei war, blieb noch kurz bei mir und ging dann zu unserem Sohn. Im Aufwachraum rief ich erst mal meine Mutter an und berichtete ihr, dass unser Junge quicklebendig ist und von alleine atmen und essen konnte. Das war's auch schon, die Geburt unseres Sohnes. Viel kann ich darüber nicht schreiben. Der Kaiserschnitt selbst war nicht das schönste Erlebnis meines Lebens.

Wieder Kaiserschnitt? Nein! Eine spontane Geburt ist das Schönste, was man am Ende einer Schwangerschaft erleben darf. Ich habe mir geschworen beim nächsten Kind zu warten und meine Angst nicht größer zu machen wie die Freude. Und wenn nichts dazwischen kommt, werde ich versuchen mein Kind spontan zu bekommen. Die Schmerzen bei der Geburt mit meiner Tochter waren echt schlimm aber sofort weg als Sie geboren war. Die Schmerzen nach dem Kaiserschnitt fesselten mich fünf Tage ans Bett und den Rollstuhl. Deswegen, nie wieder! Ich bin allerdings den Ärzten sehr dankbar, dass sie mir einen Wunschkaiserschnitt möglich gemacht haben.

Mara, 27 Jahre, Kaufmännische Angestellte aus Österreich

1 Tochter, Kaiserschnitt im Oktober 2010

„aufregend, schön, einzigartig, mutig"

Gründe Ich hatte das Gefühl, dass irgendetwas nicht stimmte und so war es schlussendlich leider auch.

Umfeld Teils Ablehnung, teils Verständnis. Im Nachhinein jedoch bekam ich allerdings Zuspruch für meine Entscheidung.

Bonding Die ersten drei Stunden lag ich im Aufwachraum, da ich einen starken Schüttelfrost hatte und mein Blutdruck einige Zeit brauchte um wieder in die Höhe zu gehen. Aber danach hatte ich meine Maus die ganze Zeit bei mir.

Geburtsbericht Der ursprüngliche Geburtstermin sollte eigentlich der 05.10.2010 sein, aber mein Mäuschen ließ sich Zeit! Am 05.10. musste ich in den Kreißsaal, weil ein CTG gemacht werden musste, um zu kontrollieren ob es meiner Süßen gut geht in meinem Bauch. Da es ihr noch gut ging, wurde ich wieder nach Hause geschickt. Nach fünf Tagen hatte sich noch immer nichts getan, somit wurde ich am 10.10. wieder zum CTG bestellt. Da schlief meine Kleine ein, mittendrin, somit haben die Ärzte mich wieder heimgeschickt und gemeint, ich solle am 13.10. wieder kommen. Die Ärzte meinten dann, dass dann wieder ein CTG gemacht würde und wenn alles in Ordnung ist, dann soll ich am 15.10. wieder kommen und da werden sie dann versuchen die Geburt einzuleiten.

Für mich war immer klar, dass ich meine Geburt niemals künstlich eingeleitet haben möchte, somit habe ich dem Arzt gesagt, ich möchte eher einen Kaiserschnitt als dass eingeleitet wird. Da der diensthabende Arzt nur ein junger Turnusarzt und somit von den Hebammen unter Kontrolle war, musste er natürlich ablehnen und meinte, ich sollte es auf jeden Fall mal versuchen. Nun gut, ich bin dann wieder heimgegangen, was ja obendrein sehr mühsam war jedes Mal hin und her zu fahren. Ich bin also am 13.10. wieder ins Spital gefahren, aber es war etwas anders an diesem Tag, ich war entschlossen und hatte so eine Ahnung, einfach ein ungutes Gefühl. Ich fuhr also mit meinen Eltern, da ja mein Mann arbeiten musste, wieder ins Spital, wieder wurde ein CTG gemacht, ich habe nur zur Hebamme gesagt, die Kleine schläft. Antwort der Hebamme: „Na sehr toll, wie sollen wir denn da ein CTG schreiben? Hätten Sie uns das nicht sagen können, dass das die Schlafzeit Ihres Kindes ist?“ Nun ja, das war mir dann zu viel und ich habe sofort einen Oberarzt verlangt, der dann auch umgehend kam. Ich hatte so eine Wut, da ich es als pure Frechheit empfand wie diese Hebamme mit mir gesprochen hatte, als wäre ich es nicht wert. Das lag wohl daran, dass mein Körper die Geburt nicht zugelassen hatte, vielleicht war ich für die Hebamme schon abgestempelt als Unfähige, aber das war mir, wie so vieles, egal, denn es musste mir egal sein. Der Oberarzt kam und ich hab gesagt, irgendetwas passt nicht und er soll bitte nochmal einen Ultraschall machen, ich habe Angst, dass beim Einleiten etwas schief geht, hinzu käme, dass sowieso 80% aller eingeleiteten Geburten in einem Notkaiserschnitt enden. Der Arzt meinte: „Beruhigen Sie sich, Sie sind ja nicht die erste Frau, die ein Kind bekommt, wir warten jetzt noch zwei Tage und dann wird eingeleitet!“ Ich hab dann gesagt: "Nein, das wird es nicht, ich möchte bitte einen Kaiserschnitt und das so schnell wie möglich, denn ich bin mir sicher, dass mit meinem Kind etwas nicht in Ordnung ist!" Es war mir schon klar, dass ich natürlich als verrücktes Huhn abgestempelt wurde, bei den Hebammen war ich sowieso gleich unten durch und der Arzt hatte sowieso nur Kopfschütteln für mich übrig, willigte nach über einer Stunde Streiten aber endlich ein. Nun gut, ich habe noch schnell meinen Mann angerufen, damit er bei der Geburt dabei sein konnte. Ich war extrem aufgeregt, nicht nur wegen der vorigen Streiterei, sondern wegen der Tatsache, dass ich in wenigen Minuten Mama sein werde und mein erstes Kind in meinen Armen halten kann und natürlich weil ich etwas Angst hatte, wie ich nun behandelt werde im OP, das ist ja nicht so alltäglich. Nun ging's dann relativ rasch. Es war 11.20 Uhr, da kam mein Mann, ich saß natürlich gerade auf dem WC, denn vor lauter Aufregung musste ich noch etwas erledigen. Ich musste dann wieder in den Kreißsaal, dort wurden mir die Thrombosestrümpfe angezogen und ich musste so einen Saft trinken, der dazu diente, den Magensaft zu neutralisieren.

Nun wurde ich auch schon abgeholt. Zuerst bekam ich eine Betäubung und dann kam der Kreuzstich, das hat absolut nicht weh getan, ich merkte nur wie es den Rücken und die Oberschenkel warm wurde und hab noch gesagt „Oh Gott hab ich mich jetzt angemacht?" Der Anästhesist musste lachen und meinte „Nein das ist völlig normal, keine Sorge." Nun ja, ich wurde dann hingelegt, die Beine in die Schalen, angeschnallt, dann wurde mir der Blasenkatheter gesetzt und mein Bauch gewaschen. Zwei bis drei Mal wurde mir noch in den Bauch gestochen, um zu sehen ob ich noch was spüre. Der Anästhesist hat mir immer kalte Eisenplättchen auf den Brustkorb gelegt und hat mich gefragt ob ich es kalt, warm oder lauwarm empfinde. So wurde kontrolliert, ob die PDA richtig gesetzt wurde. Da nun alles passte, bekam ich noch Sauerstoff und das Tuch wurde vor mir aufgespannt. Nun ging es los, ich hab natürlich nichts gespürt. Dann kam eine Schrecksekunde, der Arzt meinte „Oh da müssen wir jetzt drehen!" Es wurde mitgezählt „1-2-3 ...!", dann lehnte sich der Arzt mit vollem

Körpereinsatz auf meinen Bauch, kurz danach hörte ich nur wie etwas abgesaugt wurde und dann hörte ich auf einmal einen riesigen, kräftigen Schrei. Ich war so stolz und froh, dass ich es geschafft hatte. Man merkte, wie die gesamte Anspannung von mir fiel, denn mein Blutdruck sackte ab und mir wurde für einige Sekunden übel, ich habe das dem Anästhesisten gesagt und er spritzte mir sofort ein Mittel und mir ging's dann auch schon wieder viel besser. Mein Mann ist dann rausgegangen zur Kleinen, ich wurde noch genäht, es kam mir vor wie fünf Minuten. Dann wurde ich aus dem OP geschoben, auf mein Bett gelegt und in den Kreißsaal geschoben zu meiner Maus. Leider hatte ich einen Schüttelfrostanfall, weil mein Blutdruck nicht richtig arbeitete und somit wurde ich zur Überwachung in das Aufwachzimmer geschoben. Nach etwa 30 Minuten kam dann die Assistenzsärztin und sagte mir, ich könne sehr stolz auf meinen Instinkt sein, ich hätte absolut richtig gehandelt und ich könne froh sein, dass ich so hartnäckig war, denn meine Maus hatte die Nabelschnur ganze drei Mal um den Hals und wäre viel zu groß für mein Becken gewesen. Dort lag ich dann drei Stunden, bis ich auf mein Zimmer gekommen bin. Da durfte ich dann meine Maus die ganze Zeit bei mir haben. Am nächsten Tag bin ich aufgestanden und habe mich alleine ohne großartige Schmerzen um meine süße Maus gekümmert.

Wieder Kaiserschnitt? Ja, sofort. Weil ich so sicher sein kann, dass mein Kind gesund auf die Welt kommt. Es war das schönste Erlebnis, das ich je hatte und es ging mir nach drei Tagen so gut, als hätte ich nie einen Kaiserschnitt gehabt. Beim nächsten Mal plane ich schon vorher den Kaiserschnitt!

Maria, 30 Jahre, Hausfrau aus Berlin

1 Tochter, spontan entbunden 1999

1 Sohn, Kaiserschnitt im März 2010

„schnell, unkompliziert, entspannt, erlösend"

Gründe Ich wollte bereits bei meinem ersten Kind schon einen Wunschkaiserschnitt, weil ich Angst vor langfristigen Beckenbodenschäden hatte. Ich wurde aber von den Hebammen davon überzeugt, dass dies auf gar keinen Fall passieren könne. „Ich sei danach wieder so eng wie vorher und es gäbe keine Unterschiede!", hieß es ihrerseits.

Nun ja, was soll ich sagen, ich war jung, dumm und unerfahren. Ich habe solche Wut auf diese Leute, die so was behaupten, nichts war wie vorher, ich war sowas von ausgeleiert. Beckenbodentraining bringt zwar die Muskeln auf Trapp, aber es kann die vorherige Enge nicht wieder herstellen. Ich habe alles versucht, habe drei Mal täglich trainiert und auch zwischendurch immer wieder geübt, auch ein vom Arzt verschriebenes Biofeedbacktraining brachte nicht den erwünschten Effekt. Ich fühlte mich nicht mehr als vollwertige Frau, minderwertig, unten rum sah nichts mehr so aus wie vorher. Ich fühlte mich entstellt. Beim Sex spürte ich nichts mehr. „Schatz! Bist du schon drin?", so lief der Geschlechtsverkehr. Mein Partner meinte allerdings nicht ich sei ausgeleiert, ihm gefiel es sogar um einiges besser, da er nun nicht mehr so schnell zum Höhepunkt kam und den Akt länger genießen konnte. Mein Kommentar dazu: "Schön für dich, ich spüre nichts!" Erst eine sogenannte ‚hintere Scheidenplastik' konnte die Enge und Straffheit meiner Vagina wieder herstellen. Ich schwor mir danach, nie wieder Kinder zu bekommen. Nun ja, 11 Jahre und einen Mann später, habe ich mich dann doch noch einmal dazu entschieden und was soll ich sagen, nach dem Kaiserschnitt könnte ich mir nun eine ganze Kinderschar vorstellen, aber wie gesagt nur noch per Wunschkaiserschnitt. Bereits 14 Tage nach dem Kaiserschnitt hatten wir wieder Geschlechtsverkehr und da war alles wieder so eng und toll wie vorher. Es gibt ja die Aussage, dass die Schwangerschaft an sich bereits den Beckenboden beansprucht, das ist richtig, aber wenn ich drei Stunden Fahrrad fahre, dann beanspruche ich auch meine Beinmuskeln stärker, aber ich überdehne und schädige sie nicht wie bei einer vaginalen Geburt. Und ein Beanspruchen der Muskeln an sich ist ja nichts Schlechtes.

Umfeld Meine Familie und Freunde haben es so akzeptiert und auch nicht auf mich eingeredet, einige von ihnen hätten selbst gerne per Wunschkaiserschnitt entbunden, haben sich aber nicht getraut, weil sie nicht richtig aufgeklärt waren, meiner Meinung nach. Aber es gibt da ja noch so Leute, die einen fragen wie man entbinden möchte, fällt dann das Wort Kaiserschnitt, flippen die total aus. Oder es gibt Frauen, die wollen einem unbedingt ihre Geburtshorrorstory aufdrängen, sagt man dann: „Na mir passiert das eh nicht, denn ich entbinde per Wunschkaiserschnitt", dann sind die total beleidigt. Was ich mir da so anhören durfte: Ich hätte mein Kind nicht verdient, solle keine Kinder bekommen, wenn ich sie per Kaiserschnitt will, Inkontinenz und Schmerzen gehören nun mal dazu, ich sei keine richtige Frau und würde mein Kind ja hinterher ohnehin nicht lieben können. Hinterher, als ich dann immer stolz verkündet habe, dass es ein Wunschkaiserschnitt war, hat es niemanden mehr interessiert.

Bonding Mein Baby kam kurz zur Untersuchung und nur gefühlte 30 Sekunden später war er nackt in ein Tuch gewickelt neben mir auf dem Arm meines Mannes, er hielt ihn an meine Schulter und ich konnte ihn streicheln, während ich noch zugenäht wurde. Dann kamen wir zu dritt in den Kreißsaal zur Beobachtung und konnten uns dort drei Stunden lang kennenlernen, danach ging es auf Station. Mein Mann ging nach Hause schlafen, es war da ja bereits 4.00 Uhr morgens. Ich wollte auch schlafen und habe daher mein Baby ins Babyzimmer gegeben.

Ich habe versucht zu stillen, aber meine Brustwarzen waren sofort blutig und es schmerzte wie verrückt, also habe ich schnell abgestillt, das war allerdings nach der spontanen Geburt auch so. Ich hatte dieselben Probleme wie schon bei meinem ersten Kind, nur dass ich da nicht einmal wusste wie ich sitzen sollte, wegen dem Dammschnitt.

Geburtsbericht Eigentlich war der Termin ja erst für den 25.03.2010 geplant. Ich wollte den Termin schon früher haben, aber mein Krankenhaus meinte, sie machen geplante Kaiserschnitte niemals mehr als sieben Tage vor dem Entbindungstermin. Meine Schwangerschaft war dieses Mal sehr mühsam, ich hatte eine sehr starke Symphysenlockerung, welche übrigens ein Geburtsschaden von der ersten Geburt war. Es ist im Übrigen völlig normal, dass bei einer Geburt die Symphyse so sehr gedehnt wird, dass sie Schaden nehmen kann. Ich konnte jedoch kaum laufen. Hinzu kamen schmerzhafte Wehen, welche ich seit dem fünften Monat jeden Abend etwa zwei Stunden lang hatte. Am 13.03. abends hatte ich mit diesen Vorwehen zu kämpfen, also beschloss ich ins Krankenhaus zu fahren. Ich wollte zumindest dableiben, bis das Kind raus dürfe, da ich mich schon seit Wochen so schlecht fühlte und nicht mehr wusste wie ich auf Toilette gehen soll, ohne dass mir vor Schmerz die Tränen in die Augen schossen. Dort angekommen, wurde erst mal ein CTG gemacht, auf dem dann auch leichte Wehen zu erkennen waren, jedoch war mein Muttermund noch komplett zu. Sie haben dennoch, zu meinem Glück, beschlossen den Kaiserschnitt gleich zu machen und nicht mehr zu warten, oder mich erst als Patient aufzunehmen. Ich war so erleichtert, dass es nun endlich vorbei war. Was ich dazu noch anmerken möchte: Die Ärztin erklärte mir, dass es besser sei den Kaiserschnitt bereits jetzt zu machen als noch zu warten, da die Wehen allgemein schlecht für das Baby seien, da es für die Dauer der Wehe immer wieder von der Sauerstoffzufuhr abgekapselt würde. Das sei zwar bei jedem Baby so, aber das kann bei manchen Babys zu Behinderungen führen, also lieber jetzt den Kaiserschnitt in Ruhe durchführen als noch ein paar Tage und somit die heftigen Wehen abzuwarten und eventuell Schäden zu riskieren. Dann ging alles recht fix. Ich wurde für die OP fertig gemacht und mein Mann zog sich um. Dann ab in den OP, die Spinale wurde gelegt, es ging los. Mein Baby war da, endlich. Es wurde uns kurz gezeigt und kam kurz zur Untersuchung, gefühlte 30 Sekunden später war er neben mir auf dem Arm meines Mannes. Dann kamen wir zu dritt in den Kreißsaal zur Beobachtung und konnten uns dort drei Stunden lang kennen lernen, mein Mann hat ihn dann angezogen. Danach ging es auf Station. Mein Mann ging nach Hause schlafen, es war ja mittlerweile 4.00 Uhr morgens. Ich wollte auch schlafen, daher habe ich mein Baby ins Babyzimmer gegeben. Wie bereits beschrieben, empfand ich die Geburt als sehr entspannt und soweit man das von einer Geburt sagen kann ‚schön'. Es lief alles so ab wie es sein sollte und ich bin sehr zufrieden mit dem Kaiserschnitt. Wir planen nun schon das nächste Kind und auch dieses wird dann per Wunschkaiserschnitt auf die Welt kommen. Ich habe mein Baby ja schon während der Schwangerschaft geliebt, und als es da war auch sofort ins Herz geschlossen, unsere Bindung könnte besser nicht sein. Im Vergleich zur Spontangeburt habe ich mein erstes Kind erst etwa vier Tage nach der Geburt als meins angesehen. Auch da kann ich die ‚Ammenmärchen' nicht bestätigen.

Wieder Kaiserschnitt? Ja, auf jeden Fall, von den Schmerzen her, war es im Gegensatz zum Dammschnitt ein Klacks, es tat nur beim Aufstehen weh und dann auch nur wie eine Form von Muskelkater nach 100000 Sit-Ups. Ich konnte laufen, sitzen, auf der Seite liegen, also alles machen wie sonst auch. Klar, am Anfang, besonders die ersten drei Tage habe ich mir Schmerzmittel geben lassen. Die habe ich aber auch nach der Spontangeburt gebraucht, und da auch sehr viel länger. Ich muss dazu sagen, dass ich bei der ersten Geburt von Anfang bis Ende eine tolle PDA hatte und auch da völlig schmerzfrei entbunden hatte, ich habe mir damals die PDA auch nicht zu den Presswehen runter drehen lassen, daher kenne ich nur den Schmerz hinterher und denke daher kann ich das ganz gut vergleichen. Der Dammschnitt brannte bei jedem Toilettengang, und ich dachte mir reißt da unten noch mal alles wieder auf. Der Kaiserschnitt hingegen war da millionenfach angenehmer. Zudem verheilte er auch viel schneller als die Dammnaht. Diese ist sehr wetterfühlig und kurz vor und während meiner Periode spüre ich sie auch, sie piekt und ziept dann manchmal so sehr, dass ich nicht mal eine Jeans tragen kann. Meine Kaiserschnittnaht ist verheilt, verblasst und ich spüre davon gar nichts mehr. Auch bin ich nach dem Kaiserschnitt untenrum exakt so eng wie vorher, nach der Spontangeburt war da ja alles, na ja, sagen wir mal vorsichtig ‚so weit wie ein Scheunentor'. Ist ja auch klar, da wurde es ja auf 10 bis 12 cm Durchmesser gedehnt und so wie vorher wird das eben nicht mehr. Zumindest war das bei mir nicht der Fall. Der Wochenfluss ist auch nur halb so stark wie nach meiner Spontangeburt, nur die ersten vier Tage, danach war es so wie eine normale Regelblutung und nach drei Wochen war er ganz weg, was nach Meinung des Arztes und der Hebamme, nach einem Kaiserschnitt völlig normal sei. Nach einer Spontangeburt dauert der Fluss etwa sechs Wochen. Meine Tochter, die spontan kam, litt nach der Geburt am Kiss-Syndrom *(Kopfgelenk - induzierte - Symmetriestörung),* sie hat sich bei der Geburt den Halswirbel verrenkt und das musste in monatelanger Therapie behandelt werden. Mein zweites Kind hingegen hatte keinerlei Probleme. Aus meiner Sicht ist der Kaiserschnitt für das Kind die sicherste Variante auf die Welt zu kommen, nur die Mutter muss für sich entscheiden, welche Methode sie für sich als Beste erachtet. Hätte ich beim ersten Kind schon einen Kaiserschnitt gehabt, dann wäre ich schon viel früher zum zweiten Mal Mutter geworden. Das kann ich mit Sicherheit sagen, denn ich war etwa vier Jahre nach der Spontangeburt noch einmal schwanger und habe mich aus verschiedenen Gründen gegen das Kind entschieden, die Angst vor einer erneuten Geburt und damit einhergehenden Verletzungen spielte dabei aber auch eine Rolle. Alles in allem schneidet der Kaiserschnitt in meinen Augen besser ab, daher würde ich jederzeit wieder 10 Kinder per Kaiserschnitt auf die Welt bringen, aber niemals wieder auch nur eins vaginal.

Anja, 22 Jahre, Schülerin aus Baden-Württemberg
1 Sohn, Kaiserschnitt im Januar 2011

„furchtbar, nervenaufreibend, anstrengend, kurz"

Gründe Einerseits die Angst vor einer normalen Geburt und andererseits mein Asthma, was das Risiko eines Notkaiserschnitts erhöhte, zumal die Gefahr bestand, dass ich unter der Anstrengung einer normalen Geburt einen Asthmaanfall bekomme.

Umfeld Als ich von meinen Ängsten über das Risiko eines Asthmaanfalls sprach, haben es eigentlich alle verstanden und gesagt, dass es dann wohl die richtige Entscheidung sei.

Bonding Ich hatte keine Bedenken. Ich bekam mein Kind während der OP kurz auf die Brust, dann wurde es untersucht. Man wollte es mir wieder geben, aber ich lehnte dies während der OP ab, da ich mich übergeben musste und Angst hatte, dass das passiert, während ich mein Kind halte. Mein Sohn war dann beim Vater und ich bekam ihn nach der OP zu mir ins Bett. In meinem Zimmer legten sie ihn mir auf die Brust. Die erste Zeit war für ihn nicht einfach. Es weinte die ersten Stunden sehr viel und ich musste ihn mehr auf der Brust als auf dem Bauch halten, da ich kein Gefühl im Bauch hatte. Trotzdem war es schön, mein Kind gleich bei mir zu haben. Mit Hilfe der Hebamme stillte ich knapp zwei Stunden nach der OP das erste Mal.

Geburtsbericht Am Donnerstag, den 13.01.2011, fuhr ich morgens mit meinem Freund ins Krankenhaus. Gegen 06.30 Uhr waren wir da und ich wurde noch einmal untersucht. Es wurde ein Ultraschall gemacht und man schätzte mein Kind auf etwa 3650 Gramm. Das CTG war auch in Ordnung. Um 06.50 Uhr kam meine Mutter auch an. Wir saßen zu dritt in einem Zimmer und ich hing noch am CTG. Dann wurde mir die Kanüle gelegt, ich wurde am Bauch rasiert und bekam die furchtbar engen Thrombosestrümpfe angezogen. Kurz vor 8.00 Uhr fuhren sie mich mit meinem Bett in den OP-Saal. Meine Mutter blieb zurück und wartete. Mein Freund durfte mich begleiten. Mitten auf dem Weg zum OP sind dann die Nerven mit mir durchgegangen und ab da war alles irgendwie furchtbar. Ich hab total grundlos angefangen zu weinen und konnte mich nicht mehr beruhigen, da half auch alles gute Zureden der Ärzte nicht. Ich kam dann in den OP und mein Freund musste draußen warten, bis die Narkose und alles andere vorbereitet waren. Ich hatte dann auch wieder total Panik vor der Spritze ins Rückenmark und hab da nur noch mehr geweint und hyperventiliert und die meinten, ich solle ruhig bleiben und lieber laut schreien oder die Hebamme verhauen, aber dafür ruhig atmen und mich nicht bewegen. Ist ja nicht gut fürs Baby. Na, die haben leicht reden. Die Narkose saß dann, ich lag da und mir wurden die Arme festgebunden, weil ich so heftig atmete, dass ich nur am Zittern war. Aber das hab ich zu dem Zeitpunkt nicht mehr begriffen. Durch die Narkose meinte ich, ich atme ganz normal. Immerhin hatte ich aufgehört zu weinen. Dann kam auch endlich mein Freund dazu und plötzlich bekam ich so extrem Kopfschmerzen, wie noch nie. Ich lag da im OP-Saal und habe um Hilfe gerufen und um die Vollnarkose gebettelt. Die Kopfschmerzen und die Tatsache, dass ich meine Hände nicht bewegen konnte waren der reinste Alptraum. Die Ärzte wollten aber, dass ich wach bleibe, obwohl sie auch meinten, wenn ich mich nicht beruhige, komme ich nicht um die Vollnarkose herum. Aber ich kam doch drum herum, zum Glück. Die Anästhesistin hat dann ständig mit mir geredet, weil ich so ruhiger atmete. Man war dann schon voll dabei und die Frau tat sehr interessiert an meinem Stundenplan der Abendschule, als es auf einmal einen Schrei gab. Mein Sohn war da!

Und ich hab gleich wieder angefangen zu weinen, aber diesmal vor Freude. Auch meinem Freund kullerte eine Träne herunter. Aber weinen musste ich mir dann verkneifen, hab so ja wieder keine Luft bekommen. Mein Freund und der Kleine sind dann in ein Nebenzimmer gegangen und es wurde geschaut, ob alles dran ist und wie schwer der Kleine ist. In der Zeit haben sie bei mir schon mit Nähen angefangen. Nach etwa fünf Minuten kamen meine beiden Männer wieder zurück und sie haben mir meinen Sohn dann kurz auf die Brust gelegt, aber ich fühlte mich so schwach, dass ich meinte mein Freund solle ihn besser nehmen. In der Zeit, als ich meinen Kleinen hatte, waren meine Hände losgebunden. Etwas später sind die beiden zum zweiten Teil der Untersuchung gegangen. Nun wurde alles an dem kleinen Kerl gemessen. Währenddessen wurde an mir weiter herum genäht und es rüttelte so sehr, dass ich mir vorkam, wie ein Schwein, das vom Metzger ausgenommen wird. Wie auch immer sich so ein Schwein fühlt, aber irgendwie ging mir der Gedanke durch den Kopf, dass es sich wohl so fühlen würde. Ich merkte, dass ich wieder total zitterte. Ich brauchte jemanden zum Reden, damit ich wieder ruhiger wurde. Allerdings konnte ich nicht sehr laut reden, ich war durch die Narkose etwas benebelt, sodass das einfach nicht laut ging, aber ich bekam keine Antwort. Also begann ich mir selbst Geschichten zu erzählen. Das wurde mir aber recht schnell zu blöd, also rief ich nach meinem Freund. Das bekam dann wohl doch jemand mit. Also ließ man den Kleinen bei den Ärzten zum Rest der Untersuchung. Endlich hatte ich wieder jemanden zum Reden. Ich meinte dann ich müsse reden, mir ist schon ganz schlecht vom Zittern. Auf einmal kommt da von hinten so eine Spuckschüssel und eine Frau meinte, das wäre nicht das Zittern, das wären die Medikamente und plopp - kotze ich da auch noch rum. Zu Schatzi meinten sie nur, er solle bitte zur Seite gehen, sie wissen nicht, wie treffsicher ich sei. Ich hab dann auch noch meinen Arm erwischt und Alex gebeten, den bitte zu putzen, denn von dem Anblick wurde mir nur noch schlechter. Man, fühlte ich mich beschissen. Als ich fertig mit Spucken war, wollten sie mir meinen Krümel wieder geben, die Untersuchung war vorbei. Ich guck die Leute nur an und meinte, sie sollen ihn doch bitte behalten, ich mag ihn nicht ankotzen. Ok, das war deutlich und so bekam ich ihn dann erst wieder, als wir fertig waren und ich ins Zimmer gefahren wurde, was dann auch kurz nach dem Spucken der Fall war. Etwa sechs Stunden nach der OP wurde der Katheter gezogen. Anfangs hatte ich Probleme mit dem Wasser lassen, es klappte erst in der Nacht. Aufstehen und bewegen tat am ersten Tag extrem weh. Es wurde dann aber jeden Tag besser und am dritten Tag kam ich schon ohne Schmerzmittel aus. Die Klammern wurden eine Woche nach der Geburt gezogen. Es tat nicht weh, piekte nur leicht.

Wieder Kaiserschnitt? Ja, aber nur unter Vollnarkose. Die OP möchte ich nicht mehr miterleben. Die Schmerzen nach der OP waren zwar stark, waren durch meinen Sohn aber schnell vergessen und schon am dritten Tag kam ich ohne Schmerzmittel klar. Man kann also damit leben.

Susanne, 30 Jahre, Tagesmutter aus Bremen

2 Söhne und 1 Tochter, Kaiserschnitt im Februar 2005, November 2008 und Juni 2011

„aufregend, habe mich wohl gefühlt, entspannt, glücklich"

Gründe Ich habe bei meinem ersten Sohn 22 Stunden gekämpft, bis sie ihn per Notkaiserschnitt holten und mich von den Presswehen auf gar keine Wehen herunter fahren mussten. Es war der blanke Horror und ich hatte echte Probleme damit. Bei meinem zweiten Sohn wollte ich dann einen Wunschkaiserschnitt, um diesen Horrortrip nicht nochmal durchmachen zu müssen. Erschwerend kam hinzu, dass ich sehr schmerzhafte Senkwehen hatte, welche drohten die frühere Narbe zu beschädigen.

Umfeld Die meisten waren nicht begeistert und fragten, ob ich es nicht doch spontan probieren möchte. Mein Mann hingegen stand von Anfang an hinter meiner Entscheidung.

Bonding Ich wurde in der Klinik sehr gut beraten und betreut. Als ich aus dem OP kam, lag mein Kleiner in Papas Arm und diesmal konnte ich ihn gleich selber halten. Wir wurden zusammen auf unser Zimmer gebracht und er kam zu mir ins Bett, damit ich nicht zu früh aufstehe.

Geburtsbericht Die Geburt meines Sohnes - November 2008

Ich sollte eigentlich morgens um 9.00 Uhr den Kaiserschnitt bekommen und hatte somit auch am Abend vorher um 18.00 Uhr das letzte Mal etwas essen dürfen und trinken durfte ich zuletzt um 22.00 Uhr. Das war echt blöd, als sich der Kaiserschnitt doch noch zeitlich nach hinten verschob, aber Notkaiserschnitte gingen nun mal vor. Mittags bekam ich eine Infusion, da mein Kreislauf langsam Probleme machte. Gegen 14.00 Uhr wurde ich endlich in den Kreißsaalbereich gebracht und dort landete ich in einer Art Wartezimmer. Die Hebamme und eine Schwester haben mich dann langsam auf die OP vorbereitet. Dann ging es per Fahrstuhl in den OP-Bereich, dort erwartete uns ein nettes Team von Schwestern und Ärzten. Einer nahm dann meinen Mann mit, damit er sich umziehen konnte. Ich bekam einen Zugang gelegt, die Spinalanästhesie wurde gesetzt und noch so einige Kontrollkabel angeschlossen. Dann ging es endlich los. Die Ärztin fragte: „Spüren sie das?“ und ich fragte: „Was?“ Dann sagte sie, dass es los geht. Kurze Zeit später sagte sie nur, dass es jetzt kurz ruckelt und dann dachte ich „Oh Gott, was ist das denn?“ Der nächste Atemzug tat richtig weh. Der Anästhesist sagte zu mir, ich solle ruhig weiter atmen, das gibt sich gleich wieder und das tat es dann auch. Die Hebamme zeigte uns dann unseren, friedlich schlafenden Sohn. Danach ging sie mit ihm raus und mein Mann fragte mich ob er mit soll oder bei mir bleiben. Ich sagte ihm, er soll mitgehen und auf ihn aufpassen. Ich habe den Kleinen dann ganz kurz mal schimpfen hören und dann hörte ich nur noch die Ärztinnen reden. Und die eine sagte nur „Warum hat man den Beckenausgang nie vermessen? Da sind nur maximal acht Zentimeter. Man hätte ihr schon den ersten Spontangeburtsversuch ersparen können.“ Und ich dachte mir, na wie toll, was man alles so hört, wenn die einen wieder zu machen. Irgendwann ging es dann in den Übergangsbereich, bevor ich endlich zu meinem Sohn durfte. In dem Zimmer im Kreißsaal angekommen, sah ich meinen Mann mit einem friedlich schlafenden Jungen im Arm. Das machte mich unheimlich glücklich. Ich bekam ihn dann auch endlich in den Arm. Oh Gott, wie winzig er doch war und ich war sofort verliebt.

Wieder Kaiserschnitt? Ja, da beim letzten Kaiserschnitt festgestellt wurde, dass ich gar nicht natürlich entbinden kann. Die Ärztin meinte: „Wo nur maximal 8 cm sind, passen keine 10 cm durch!" Wo sie Recht hat, hat sie Recht.

Sylvia, 27 Jahre, Bankkauffrau aus Baden-Württemberg

2 Töchter, Kaiserschnitt im August 2007 und Mai 2010

*„aufregend, wunderschönstes Erlebnis,
Angst vor dem was kommt, Freudentränen"*

Gründe Ich hatte Angst davor, dass meinem Kind etwas passiert unter der Geburt, dass die Herztöne abfallen oder es zu einem Nabelschnurvorfall kommt. Ich empfinde den Kaiserschnitt als sicherste Form für das Kind und deshalb wollte ich einen Wunschkaiserschnitt. Bei meiner ersten Tochter kam es zudem zu einem Plazentaversagen.

Umfeld Viele aus meinem Freundes- und Bekanntenkreis hatten selbst einen Wunschkaiserschnitt oder eine sehr schlimme spontane Geburt. Die meisten haben es verstanden oder meine Meinung akzeptiert. Es gab natürlich auch negative Meinungen, aber das war mir egal. Hier geht es um mich und mein Kind. Es soll jeder machen, wie er meint, aber andere Meinungen sollte man akzeptieren.

Bonding Ich hatte keine Angst in Bezug auf das Bonding. Ich konnte ganz normal stillen ohne Probleme und hatte mein Kind gleich im Arm halten dürfen. Nach dem Zunähen, was etwa 30 Minuten dauerte, wurde ich in den Kreißsaal gebracht und hatte von da an mein Kind rund um die Uhr bei mir. Im Kreißsaal waren wir knapp zwei Stunden, mein Mann, meine große Tochter, unser Baby und ich. Es war wunderschön und wir hatten da schon sehr viel Zeit uns kennenzulernen.

Geburtsbericht – 1. Tochter: Meine Maus hätte eigentlich am 21.08.2007 Geburtstermin gehabt. Am 01.08. hatte ich den normalen Vorsorgetermin. Es waren ja schließlich nur noch knapp drei Wochen bis zum eigentlichen Termin und eine Woche bis zum geplanten Wunschkaiserschnitt. Beim Arzt angekommen, kam jedoch alles ganz anders als gedacht. Mein Arzt sagte auf einmal: „Ach du lieber Gott!" und wurde ganz blass. Ich habe beinah angefangen zu weinen, man rechnet ja mit dem Schlimmsten. Ich hatte die Tage zuvor schon so ein komisches Gefühl. Er meinte, meine Plazenta würde nicht mehr richtig arbeiten, sie sei total verkalkt, das Kind wäre total unterversorgt, falls es überhaupt noch richtig versorgt würde. Er sagte auch, dass die Herztöne nicht mehr die Besten seien.

Ich wurde am selben Tag noch in die Klinik eingewiesen und meine Maus wurde per Kaiserschnitt geholt. Ich hatte so arg Angst um sie, Angst sie zu verlieren. Dann ging alles sehr schnell. Ein Zugang wurde gelegt und ich musste ganz viele Unterlagen unterschreiben. Dann ging es in den OP. Mein Mann hat noch einen Kittel an bekommen und nach dem Legen der Spinale, die auf Anhieb saß, kam dann mein Mann dazu. Ich wusste gar nicht, dass sie schon angefangen haben zu schneiden.

Auf meine Frage hin, wann sie denn anfangen würden hieß es: „Wir sind schon längst dabei, noch fünf Minuten und ihr Kind ist da!" ich dachte, ich fall um. Damit hätte ich nicht gerechnet. Meine Beine waren taub und fühlten sich total warm an. Es war ein komisches Gefühl, fast so als wären das gar nicht meine Beine. Überall piepsten die Geräte und ich wartete gespannt und mit Herzklopfen, was nun passieren würde. Ich werde jetzt gleich zum ersten Mal Mama, dachte ich bei mir. Ich war vorher noch nie in einem OP. Ich durchlebte ein totales Gefühlschaos. Ich spürte ein leichtes Ruckeln und einen Druck im Bauch. Keine zwei Sekunden später, ein süßer wunderbarer Schrei und die Ärztin meinte, ich hätte ein bildhübsches Kind. Meine Tochter wurde in ein Handtuch gewickelt und mir auf den Oberkörper gelegt. Sie roch so gut. Sie sah uns an mit ganz großen Augen. Es war ein unbeschreibliches Gefühl. Dann ging mein Mann mit ihr raus zum Wiegen und zur U1. Ich wurde währenddessen genäht und konnte meine ganze Last von mir abwerfen. Ich freute mich total, sie gleich richtig in den Arm zu bekommen. Dann würden wir das Stillen probieren und uns kennen lernen. Erst jetzt bemerkte ich, dass das Radio lief. Ich hörte noch ein wenig der Musik zu und sah meine Tochter die ganze Zeit vor mir. Wie hübsch sie doch war, so unbeschreiblich hübsch und gut duftend, mein Kind. Nun waren wir Eltern. Noch morgens saß ich beim Arzt und wollte eigentlich noch so viel erledigen. Erst in diesem Moment konnte ich das alles so richtig begreifen. Im Kreißsaal angekommen, wurden mir die Daten gesagt und das alles in Ordnung sei mit ihr. Ich durfte sie gleich anlegen und es hat auf Anhieb geklappt. Auch heute noch denke ich so gerne an diesen Tag zurück.

Als dann die Hebamme meinte, sie wäre soweit gesund, fiel mir ein Stein vom Herzen. Sie musste also nicht in eine andere Klinik. Die Plazenta wurde jedoch in ein Labor eingeschickt, leider ohne Ergebnis. Sie konnten nicht herausfinden, warum sie keine Versorgung mehr hergegeben hat. Meine Maus hatte bei einer Größe von 50 cm nur 2540 Gramm gewogen. Das war für ihre Schwangerschaftswoche und Größe viel zu wenig. Daher merkte man, dass sie wohl schon länger unterversorgt war. Der Kaiserschnitt war auf alle Fälle die bessere Lösung, da sie körperlich die Strapazen einer Spontangeburt wohl nicht geschafft hätte. Nach vier Tagen durfte ich wieder heim. Die ersten Versuche aufzustehen waren echt heftig, aber von Mal zu Mal wurde es immer besser. Von da an wusste ich, dass mein nächstes Kind auf jeden Fall per Wunschkaiserschnitt auf die Welt kommen würde.

2. Tochter: Sonntagmittag hatte ich Blutungen und leichte Wehen. Wir sind dann gegen 15.00 Uhr in die Klinik und da waren die Wehen schon "ola". Die Hebamme, die bereits bei meiner ersten Tochter dabei war, hatte Gott sei Dank Dienst und hat mich ans CTG gelegt.

Die Wehen wurden immer stärker und das CTG zeigte eine Nulllinie. Ich meinte dann nur zu ihr, dass wenn das keine Wehen sind, will ich auch nie welche haben wollen. Sie hat dann das Teil vom Wehenschreiber anders an den Bauch gelegt und nun waren die Wehen von 7 auf 120 gestiegen. Sie schaute sehr erstaunt. Als ich dann kurz aufgestanden bin, kam plötzlich ganz viel Blut und Fruchtwasser heraus. Da war es dann halb fünf. Sie riefen meinen Frauenarzt an und für 18.00 Uhr war die OP geplant. Die Narkoseärztin hat leider erst beim fünften Versuch die Spinale legen können. Das tat ganz schön weh, zumal ich ja einen Buckel machen musste. Das ganze dauerte etwa 30 Minuten. Als die Spinale dann saß, wurde mir der Blasenkatheter gelegt. Davon merkte ich dank der Spinale nix. Dann ging alles ganz schnell und 15 Minuten später war meine Maus geboren. Ich merke die ganze Zeit ein leichtes Ruckeln und das da unten ‚gearbeitet' wurde. Es tat aber nicht weh oder so, komisch war es trotzdem. Ich bin vorher, mit Ausnahme meiner ersten Geburt, noch nie in einem OP gelegen. Beim zweiten Kaiserschnitt war es auf jeden Fall angenehmer, da ich da schon wusste, was auf mich zukommt. Ich fand die Aufregung bei meinem ersten Kaiserschnitt viel schlimmer. Dann hörte ich einen Schrei, den Schrei meines Kindes. Mir liefen die Tränen übers Gesicht. Sie war so unbeschreiblich schön und so winzig. Sie hatte die Nabelschnur zwei Mal um den Hals gewickelt. Das hätte auch böse ausgehen können. Da wurde mir mein Wunsch nach einem Kaiserschnitt mal wieder bestätigt. Sie legten mir sie gleich auf die Brust und dann hat mein Mann sie mit raus genommen und durfte mit ihr „Känguruun", solange ich genäht wurde. Sie roch so gut und war so weich. Unglaublich. Wieder zurück im Kreißsaal hab ich sie dann endlich richtig in den Arm bekommen. Sie ist so hübsch. Wir waren alle unendlich glücklich über unser zweites Wunder. Die Ärzte haben sich gewundert, dass ich am Tag danach von alleine aufstehen konnte und am zweiten Tag bin ich schon mit ihr im Kinderwagen spazieren gegangen. Diesmal war es echt super und ich hatte gar keine Schmerzen mehr. Deshalb durfte ich auch nach drei Tagen wieder heim. Die Narben sind nach beiden Kaiserschnitten sehr gut und schnell verheilt. Bei meiner Großen war nach knapp einem Jahr das Taubheitsgefühl weg und bei meiner Kleinen ist es immer noch da. Ich denke aber, dass das auch mit der Zeit wieder normal wird.

Wieder Kaiserschnitt? Für mich ist der Kaiserschnitt die ideale Entbindungsform und ich war und bin nach wie vor sehr glücklich mit meiner Entscheidung. Etwa ein Jahr nach meinem zweiten Kaiserschnitt habe ich wieder ein komplettes Gefühl um die Narbe herum. Meine Narbe ist schon richtig schön verblasst, lediglich bei einem Wetterumschwung zieht und drückt es ab und an ein wenig aber ansonsten kann ich mich nicht beklagen. Die Geburten meiner Kinder waren die schönsten Tage meines Lebens.

Es ist Ihre Entscheidung!

Tipps für den Umgang mit Ihrem Entscheid

Wenn Sie an dieser Stelle im Buch angekommen sind, haben Sie sich, so hoffe ich, durch alle Kapitel gelesen und, für den Fall, dass Sie es noch nicht getan haben, stehen Sie nun vor der Frage, wie Sie sich entscheiden sollen. Spontan entbinden oder doch ein Kaiserschnitt? Unabhängig davon, wofür Sie sich entscheiden, denken Sie immer daran, dass es Ihr großer Tag ist - der Tag, an dem Sie zum ersten Mal in Ihrem Leben Ihr Baby in die Arme nehmen dürfen. Lassen Sie sich diesen Moment von Niemandem wegnehmen. Nicht alle akzeptieren es sofort, wenn eine Frau sich aus freien Stücken für einen Kaiserschnitt entscheidet, damit müssen Sie rechnen. Stehen Sie zu Ihrem Entscheid und machen Sie sich klar, dass es Ihr Leben und das Leben Ihres Kindes ist, worum es geht. Sie müssen sich auch nicht rechtfertigen, jede Frau in unserem Land hat das Recht sich zu entscheiden ob sie im heimischen Wohnzimmer oder in einem OP entbinden möchte. Sie müssen sich wohlfühlen und das Gefühl haben, dass Sie für sich und Ihr Kind das Richtige tun.

Entscheidung Spontangeburt Wenn Sie sich dazu entschlossen haben, es auf dem natürlichen Wege zu versuchen, möchte ich Ihnen gerne ein paar Tipps mitgeben, wie Sie zusätzlich dafür sorgen können, eine selbstbestimmte Geburt zu erleben.

<u>Schreiben Sie einen Geburtsplan</u> – Fassen Sie darin zusammen, was genau Sie mit sich machen lassen wollen und was nicht. Was ist, wenn es zu Komplikationen kommt? Möchten Sie eine PDA oder nicht? Welche Gebärhilfen wollen Sie nutzen? Was machen Sie, wenn Sie mit der zuständigen Hebamme unzufrieden sind? Legen Sie diesen Plan in Kopie der Geburtsklinik vor und verweisen Sie sie darauf, dass Sie möchten, dass sich alle daran halten. Packen Sie sich zusätzlich eine Kopie in Ihre Kliniktasche.

Sprechen Sie mit Ihrem Mann – Reden Sie vor dem Geburtsbeginn ausführlich mit Ihrem Mann und bereiten sich so gemeinsam darauf vor, was alles auf sie zukommt. Nur wenn Ihr Mann weiß, was Sie sich wünschen und was Sie ablehnen oder was Sie möchten, wenn es zu einem Notfall kommt, kann er Ihnen unter der Geburt ein hilfreicher und liebevoller Begleiter sein und Ihre Wünsche klar vertreten. Denken Sie daran, dass Sie unter der Geburt eventuell geschwächt und müde sein könnten, sodass Ihr Mann sich für Sie stark machen muss.

Trauen Sie sich, laut zu werden – Eine unfreundliche Hebamme, Ärzte, die Sie nicht ernst nehmen oder stundenlang allein im Kreißsaal ausharren - Das müssen Sie sich nicht gefallen lassen. Denken Sie immer daran, dass es Ihre Geburt ist und stehen Sie für Ihre Wünsche ein, zur Not mit stimmlicher Gewalt. Eine Entbindung ist anstrengend und verlangt von Ihnen sehr viel ab, da brauchen Sie Menschen um sich, die Ihnen helfen und mit Ihnen durch die Geburt gehen und nicht gegen Sie. Wenn Ihr Bauchgefühl sagt, dass etwas nicht stimmt oder der Geburtsverlauf eine Richtung einschlägt, die Ihnen Sorge bereitet, dann sprechen Sie das an.

Ergründen Sie Alternativen – Hausgeburten mit erfahrenen Hebammen, eine Entbindung in einem Geburtshaus, eine Beleghebamme oder ein rein von Hebammen geleiteter Kreißsaal. Sprechen Sie mit Ihren Freundinnen und Bekannten, durchstöbern Sie das Internet, besuchen Sie entsprechende Einrichtungen und lassen sich von der Hebamme Ihres Vertrauens zu alternativen Entbindungsformen beraten.

Option Kaiserschnitt – Die Möglichkeit jederzeit eine Sectio vornehmen zu lassen, besteht weiterhin. Bereits im Vorgespräch können Sie das ansprechen, setzen Sie zusätzlich einen Vermerk in Ihren Geburtsplan.

Entscheidung Kaiserschnitt Sie haben eine Wunschsectio für sich als das Richtige erwählt und stehen nun davor, diesen Entscheid durchzusetzen und sich auf den Kaiserschnitt vorzubereiten. Im Laufe dieses Buches haben Sie bereits viele Antworten und Eindrücke gewinnen können und wenn Sie trotz des Wissens um die Größe dieses Eingriffes das Gefühl haben, dass es genau das ist, was Sie wollen, dann ist es auch das Richtige für Sie.

Sprechen Sie mit Ihren Ärzten – Nachdem Sie gründlich abgewogen und sich letztlich für einen Wunschkaiserschnitt entschieden haben, gilt es nun, den großen Tag zu planen. Sie benötigen für Ihr Geburtsplanungsgespräch eine Überweisung Ihres Frauenarztes und gehen damit in eine Klinik Ihrer Wahl. Schauen Sie sich die Kliniken in Ihrer Nähe vorher genau an, viele geben auf ihren Internetauftritten deutlich zu erkennen, für welche Geburtsmodi sie offen sind, auch wenn dies keine endgültige Entscheidung darstellt. Bei Bedarf können Sie sich natürlich auch in mehreren Kliniken informieren und sich dann entscheiden, wo Sie gerne entbinden möchten.

Sie sind eine tolle Mama – Das Mutterdasein allein an der Geburtsform festzumachen, ist eine recht einseitige Betrachtung und gerade Mütter sollten wissen, wie verletzend bestimmte Aussagen sein können. Sie müssen absolut kein schlechtes Gewissen haben, denn Sie sind keine schlechtere Mutter, Sie drücken sich auch nicht vor Ihrer natürlichen Bestimmung oder nehmen Ihrem Kind eine wertvolle Erfahrung. Sie werden eine wundervolle Mutter, tragen bestimmt eine unvergessliche Geburtserinnerung in sich, die Natur wird es Ihnen nicht verübeln und Ihr Kind wird in Ihnen immer nur seine geliebte Mama sehen und nicht die Frau, die ihm sein Geburtserlebnis genommen hat.

Stehen Sie hinter Ihrem Entscheid – Lassen Sie sich nicht verunsichern oder verrückt machen, Sie sind eine erwachsene, gestandene Frau, die mit beiden Beinen fest im Leben steht und jeder um Sie herum sollte Ihnen zutrauen eine eigene, selbstbestimmte Entscheidung treffen zu können. Eine Mutter bleibt eine Mutter, unabhängig davon, wie sie entbunden hat. Es wird immer Menschen geben, die glauben, dass eine Frau als Mutter weniger wert ist, wenn Ihr Kind per Kaiserschnitt das Licht der Welt erblickt. Wenn man sich allerdings einmal vor Augen führt, wie viele Momente, Situationen und Entscheidungen Sie in Ihrem Leben als Mutter noch erwarten, macht die Geburt nur einen winzig kleinen Bruchteil dessen aus, was das Muttersein tatsächlich noch für Sie bereit hält. In Ihrem Bauch wächst neues Leben - allein diese Tatsache ist ein unglaublich, wunderschönes Wunder. Wenn Sie glücklich sind, ist es auch Ihr Kind und das ist alles, was zählt.

Freuen Sie sich – Gehen Sie mit einem guten Gefühl und mit dem Wissen, dass Sie bald Ihr Kind bei sich haben, in die Klinik und denken Sie an Ihren großen Moment, so sind Sie gestärkt für Alles, was nun auf Sie zukommt. Lassen Sie Ihren Gefühlen ruhig freien Lauf. Nervosität, Aufregung, Neugierde, Anspannung, Vorfreude, Lachen und Weinen - leben Sie diesen Tag mit allen Emotionen und Momenten, es wird der unvergesslichste Tag in Ihrem Leben!

Unabhängig davon, wie Sie nun letztlich Ihre ganz eigene Geburt erleben, ob im Kreißsaal, zu Hause oder in einem OP, ich wünsche Ihnen von ganzem Herzen, dass Sie eine unvergessliche Erinnerung an das wohl größte und wunderschönste Ereignis Ihres Lebens, mit nach Hause nehmen. Nutzen Sie die Zeit im Krankenhaus, um sich zu erholen und genießen Sie ausgiebig die ersten Stunden und Tage mit Ihrem Baby. Nancy Bujara

Danksagung

Ich möchte allen Frauen, die an meiner Befragung teilgenommen und mir ihre Angaben zur Verfügung gestellt haben, für ihre offene und authentische Darstellung ihrer Erfahrungen danken. Ohne sie wäre das Buch nicht möglich gewesen.

Am Tag seiner Geburt hat mir mein wunderbarer Sohn gezeigt, dass ein atemberaubendes und unvergessliches Geburtserlebnis nicht nur in einem Kreißsaal möglich ist. Nichts könnte diesen Tag übertreffen.

Mit Tipps und liebevollem Ansporn haben mich mein Freund, sowie Familie und Freunde stets wunderbar bei meinem Projekt unterstützt.

Nicht vergessen möchte ich die Erwähnung meiner kreativen Illustratorin Gabriela Wendt, die mir in wunderbarer Zusammenarbeit ein professionelles Buchcover gezaubert hat.

Vielen Dank, Nancy Bujara

WWW.WUNSCHKAISERSCHNITT.NET

– Das kostenfreie Informationsportal im Internet –

Fakten, Hintergründe, Videos, Informatives, Downloads, sowie ein eigenes Forum rund um das Thema Kaiserschnitt auf Wunsch, stehen Ihnen jederzeit zur Verfügung. Hier finden Sie auch eine Liste mit Geburtskliniken in Deutschland, Österreich und der Schweiz, welche dem Kaiserschnitt auf Wunsch offen gegenüberstehen, zudem Tipps für das anstehende Geburtsplanungsgespräch.

Feedback zum Buch?
Offene Fragen?

Schreiben Sie mir!